父母必读 养育系列图书

崔玉涛谈自然养育
一学就会的养育细节

崔玉涛 著

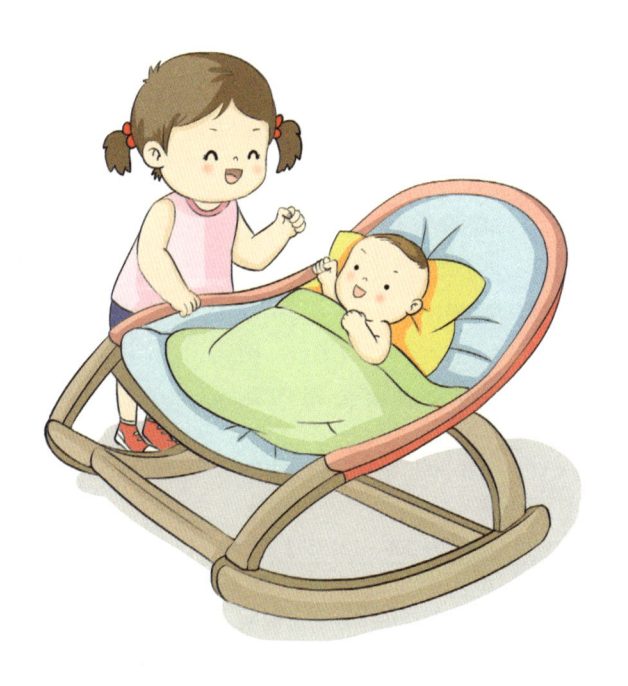

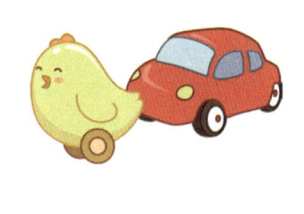

北京出版集团公司
北京出版社

图书在版编目（CIP）数据

一学就会的养育细节 / 崔玉涛著. — 北京：北京出版社，2017.5
（崔玉涛谈自然养育）
ISBN 978-7-200-13075-1

Ⅰ. ①一… Ⅱ. ①崔… Ⅲ. ①婴幼儿 — 哺育 Ⅳ. ①TS976.31

中国版本图书馆CIP数据核字（2017）第126083号

崔玉涛谈自然养育
一学就会的养育细节
YI XUE JIU HUI DE YANGYU XIJIE
崔玉涛 著

*

北 京 出 版 集 团 公 司 出版
北 京 出 版 社
（北京北三环中路6号）
邮政编码：100120

网　　　址：www.bph.com.cn
北京出版集团公司总发行
新 华 书 店 经 销
北京华联印刷有限公司印刷

*

720毫米×1000毫米　16开本　11印张　105千字
2017年5月第1版　2017年5月第1次印刷

ISBN 978-7-200-13075-1
定价：35.00元
如有印装质量问题，由本社负责调换
质量监督电话：010-58572393

序言

　　从医近30年，坚持医学科普宣教也有16个年头了。回想起这些年的临床工作和科普宣教，发现家长对孩子的养育不仅是越来越重视，而且越来越理智。为此，现今的医学科普不仅应该告诉家长一些我们医生认为适宜的结论性知识，更应该给他们讲述儿童生长发育的生理和疾病发生、发展的基本过程，这样才能使越来越理智的家长们正确对待儿童的健康和疾病。

　　基于这些，产生了继续写书的冲动。试图通过介绍儿童生长发育生理、疾病的基本过程，加上众多的实际案例，与家长一起了解、探索儿童的健康世界。儿童的健康不仅包括身体健康，也包括心理健康。而医学不仅是科学，又是艺术。如何用"科学+艺术"的医学思维，让发育过程中的儿童获得身心健康，是现代儿童工作者的努力方向。

　　本套图书试图从生长发育、饮食起居、健康疾病等范畴，从婴儿刚一出生至青少年这人生最为特殊的维度，通过一些基础理论和众多案例与家长及所有儿童工作者一起探索自然养育。

　　自然养育的基础首先应该全面了解儿童，而每个儿童都是个性化儿童。如何利用公共的健康知识指导个性化儿童的成长？自己的孩子与邻家的孩子有太多不同，该如何借鉴别人的经验？这是众多家长的疑惑，也是很多儿童工作者的工作重心。如果能够通过众多案例向家长和儿童工作者全面介绍儿童的发育、发展规律，以及利用社会公认的方法正确评估个性儿童的发展，会有利于真正全面了解成长中的个性儿童。只有全面了解了个性儿童，自然就会给予恰当的指导，这就应该是自然养育。

本套图书共12册，已出版《崔玉涛谈自然养育 理解生长的奥秘》《崔玉涛谈自然养育 看得见的发育》和《崔玉涛谈自然养育 绕得开的食物过敏》3册图书。本册图书重点介绍新生宝宝的相关情况，包括新生儿的基本知识；常见问题；家长养育心态和习惯的建立等。从新生儿出生前物品准备，特别是从家长调整心态开始，强调出生后快速启动母乳喂养的重要性及掌握母乳喂养姿势，统一全家人对母乳喂养的认识，母乳喂养中母婴状况的详尽观察，正确判断母乳喂养的效果；又从新生儿黄疸的诊治、皮肤护理，再到如何观察婴儿睡眠、排便等等巨细无比的养育细节；还谈到了如何认识和处理婴儿常见问题，比如：护理婴儿脐部、预防偏头歪头、认识婴儿肠绞痛等等。最后重点谈及如何面对二孩降生后家庭众多养育细节。本书仍采用图文并茂的方式，力图通过案例引导，详解过程中阐述并解决家长关注的一系列问题。从而为家庭新生宝宝的顺利养育提供切实的帮助。

在此，感谢15年来父母必读杂志社诸位朋友一如既往的支持。从2002年1月到今天，从《父母必读》杂志每月1期的"崔玉涛大夫诊室"专栏，到《0~12个月宝贝健康从头到脚》，又到《崔玉涛：宝贝健康公开课》，再到现在出版的《崔玉涛谈自然养育 一学就会的养育细节》，一路的支持与帮助，为我坚定医学科普之路提供了强大的助力。

还要感谢所有支持我的家长、医学同道和我的家人，感谢你们无私和真诚的帮助！

2017年5月1日于北京

目录

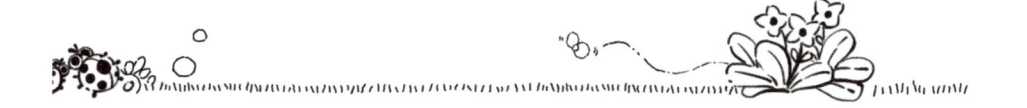

第一章　第一次亲密接触　　1

新生儿来了　　2
　　宝宝来了，不需要买太多东西　　2
　　陪产，新爸爸对家庭的见证与支持　　4
　　断脐带，欢迎新手爸爸参与　　5
　　阿普伽评分，宝宝的第一次测试　　6

这些新生儿，有点特别　　7
　　宝宝是个巨大儿　　7
　　宝宝是个小样儿　　8
　　宝宝是个早产儿　　9
　　宝宝是个过期产儿　　10
　　无论宝宝是否特殊，都用生长曲线陪伴他成长　　11

新生儿筛查　　13
　　新生儿筛查是这样的　　13
　　新生儿一定要做的4项筛查　　14
　　全面的新生儿筛查　　17

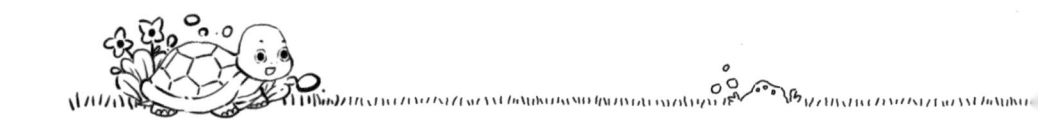

新生儿，如何抱	18
抱和放，有技巧	18
3种抱姿，让新生儿舒舒服服	23
抱宝宝，常见错误姿势	25
新生儿黄疸——该提前了解的那些事	27
黄疸容易找上新生儿	27
应对生理性黄疸	29
母乳喂养性黄疸，母乳不足综合征	31
母乳性黄疸，一种特殊的黄疸	32
黄疸的治疗	33
调整家庭关系，抓住育儿主导权	34
妈妈做好角色转换，开心育儿	34
孩子，不是妈妈一个人的	35
帮大宝适应新角色	36
老人是父母的育儿帮手	38
月嫂，让她成为你育儿的助力	39

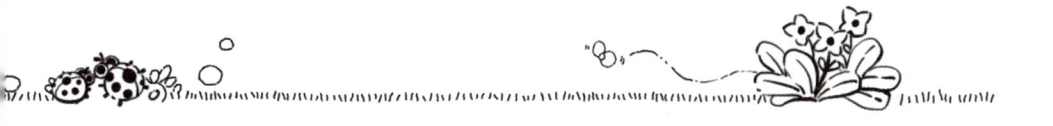

孩子越小，朋友、亲戚的影响越大	40

第二章　母乳喂养　给孩子的最好礼物　　41

母乳喂养，你准备好了吗　　42
母乳才是孩子最好的食物	42
母乳喂养过程，有菌的喂养过程	43
早接触、早开奶	44
耐心等等，别太早放弃母乳	45
请别破坏有菌喂养	46
母乳喂养的正确姿势	47

从按需喂养到规律喂养　　51
你的乳汁够孩子吃吗	51
遵循顺应喂养，按宝宝的需求来	52
母乳喂养有规律	53

保证母乳的质与量　　54
优质母乳怎么保证	54

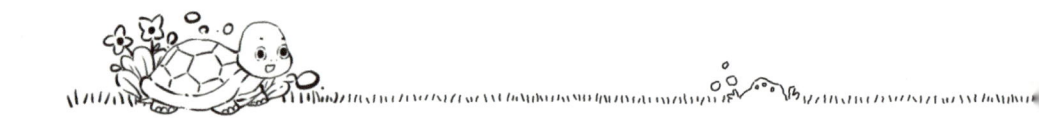

别让情绪影响母乳的质量	55
母乳多了也烦恼	56
配方粉，无奈的选择	**59**
选择配方粉的情况	59
这样喂配方粉	60
特殊医学用途配方粉	**62**
特殊配方粉，帮助宝宝度过特殊时期	62
母乳喂养路上的小障碍	**64**
妈妈生病了	64
不能亲自喂养了	65
更换配方粉，要小心	66
宝宝溢奶了	68

第三章　睡眠　自主无忧的开始　　71

尊重孩子生物钟，养成睡眠规律	**72**
新生儿都是小小瞌睡虫	72

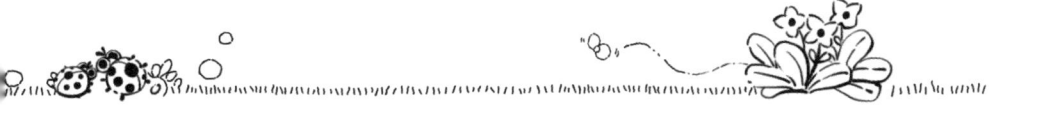

睡眠习惯早养成	74
新生儿睡眠N个疑问	76

如何判断孩子睡得好   79

孩子的睡眠，别仅看时间长短	79
3个方面，判断孩子睡得好不好	81
3个秘笈让孩子睡得更香	82
孩子睡眠的5个误区	83

渐入夜眠，停止夜奶   85

夜奶要不要吃	85
慢慢戒掉夜奶	87

爱哭闹，睡不好怎么办   89

睡觉爱哭闹，可能是身体不舒服	89
温暖襁褓，踏实睡眠	90
打襁褓的小秘密	91

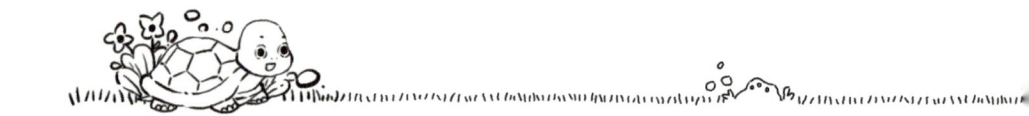

第四章　解码便便的学问　　93

认识便便，不紧张　　94
便便来了　　94
不用天天盯着便便看　　95

了解便便，不猜疑　　96
正常便、异常便　　96
便便检查，细节决定结果　　98

纸尿裤的学问　　99
纸尿裤还是尿布　　99
纸尿裤与尿布疹　　100
纸尿裤与罗圈腿　　102
纸尿裤与不育　　103
护臀霜不要有问题才用　　104
皮肤干透，再用护臀霜　　105
腹泻时更容易患尿布疹　　106
这样做防治尿布疹　　107

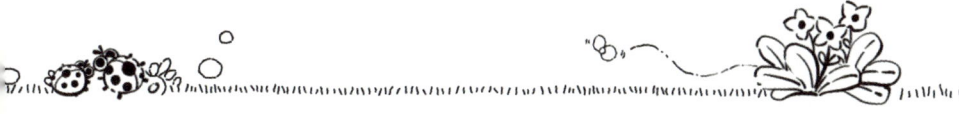

缓解孩子肠绞痛	108
是不是肠绞痛	108
月龄小的孩子更容易出现肠绞痛	109
5种安抚法，缓解肠绞痛	110
肠绞痛难缓解？排便、用药和等待	112

第五章　从头到脚呵护　　113

脐带护理很重要	114
脐带护理要细心	114
保持脐带干爽，避免摩擦	115
消毒脐带有方法	116
小心脐带异常	117
打破皮肤滑嫩如丝绸的幻想	118
不完美的皮肤	118
新生儿皮肤的小问题	119
热疹来袭	120

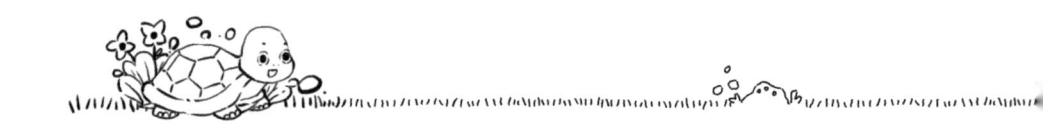

洗澡那些事儿　　　　　　　　　　　　　　121
　　天天洗澡，身体好好　　　　　　　　　121
　　洗澡中的"小危机"　　　　　　　　　122

不可忽略的斜颈与偏头　　　　　　　　123
　　早早发现斜颈　　　　　　　　　　　123
　　出现斜颈，如何纠正　　　　　　　　124
　　偏头后果很严重　　　　　　　　　　125
　　矫正偏头，越早越好　　　　　　　　127
　　对称的瘪头　　　　　　　　　　　　129

囟门护理超简单　　　　　　　　　　　130
　　囟门闭合有时间段　　　　　　　　　130
　　关于囟门，不需要担心的事　　　　　131

鹅口疮，是因为太干净了　　　　　　　132
　　鹅口疮和细菌　　　　　　　　　　　132
　　鹅口疮反复，因为太干净　　　　　　134

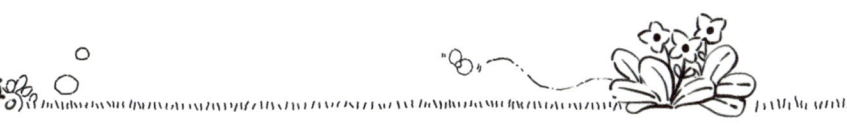

第六章　二胎宝宝　热点问题　　135

孕期早知道　　136

　　怀老二，还要继续照顾老大吗　　136

　　怀孕期间，老大求抱抱，可以吗　　136

　　怎么告诉大宝，二宝要来了　　137

　　大宝的东西，二宝能用吗　　138

　　养大宝的经验，对二宝会适用吗　　138

　　产检的时候大宝跟着去可以吗　　139

分娩前后热点问题　　140

　　二宝怎么比大宝轻　　140

　　二宝是个小黄毛　　140

　　二宝顺产，尖头好难看　　141

　　分娩时，能带大宝去医院吗　　141

母乳喂养热点问题　　142

　　生完二宝，怎样早点开奶　　142

　　二宝吃得比大宝少　　142

　　吃母乳，体重长得慢　　143

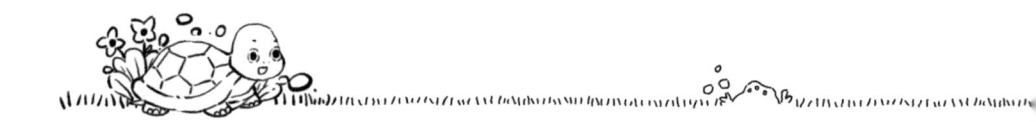

吃母乳，体重还减少了	143
二宝在吃奶，大宝也要抢着吃	144
二宝要吃奶、大宝要听故事	144
二宝吃母乳，黄疸老不退	146
二宝吃母乳，3个月内生病了	146
为什么二宝吃母乳反而肠绞痛了	147
睡眠问题	**148**
大宝、二宝睡眠为何大不同	148
二宝可以跟爷爷奶奶睡吗	148
都要和妈妈睡一个床	150
便便问题	**151**
二宝为什么好几天才有一次便便	151
大宝也想跟着二宝穿纸尿裤，怎么办	151
给二宝换纸尿裤大宝在旁边捣乱，怎么办	152
二宝不哭，医生说是肠绞痛。不哭也是肠绞痛	153
其他问题	**154**
二宝比大宝爱生病吗	154

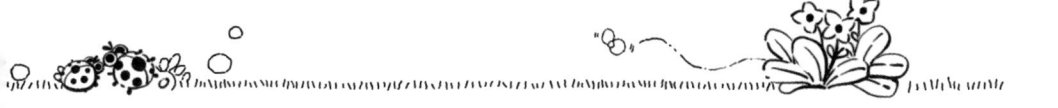

要不要把大宝和二宝分开带	154
二宝的囟门为什么比大宝闭合得晚	155
二宝不爱洗澡怎么办	156
二宝特别喜欢追着大宝看	156
大宝是个小话痨	157

第一章

第一次
亲密接触

孩子要出生了！父母会面临着一系列新关系与新问题，难免会焦虑。其实，每一次与孩子的亲密接触都是一次学习的机会。当你全面了解新生儿可能发生的情况及其背后的原因，你将更加懂得孩子的需求，了解该如何照顾他，并渐渐地从育儿焦虑中解脱出来，从此，开启了一段亲密育儿的美好时光。

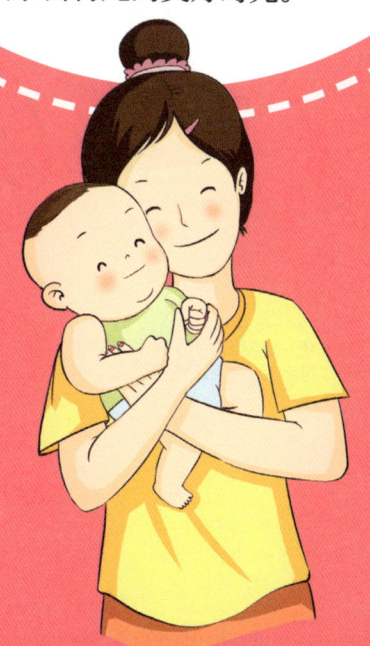

新生儿来了

宝宝来了，不需要买太多东西

李娜怀孕5个月，难受的孕吐终于熬过去了，开始享受孕期最好的时光。这天，李娜高高兴兴地和几个闺蜜聚会。孰料大家一见面，几位有经验的妈妈见面就围着李娜问这问那：

"亲爱的，宝宝要出生了，你都准备了什么？"

"怀孕大全你有吗？"

"奶瓶、奶粉想好什么牌子了吗？"

"母乳喂养？那吸奶器买好了吗？"

"月嫂定了吗？"

"宝宝推车、宝宝小床、宝宝衣服、纸尿裤、清洁用品都要海淘吧？"

"对了，还有乳垫、哺乳巾、蓝冰盒子……"

本来一脸兴奋的李娜，开始还回应"我想母乳喂养"，可面对闺蜜们的猛烈攻势，她瞬间懵住了，有些东西她连听都没有听说过，不由一阵虚汗，紧张呀！

测试

如果你是李娜的闺蜜，会给她怎样的建议？你觉得哪些物品是宝宝必备？

☐ 婴儿床 ☐ 婴儿车

☐ 婴儿湿巾 ☐ 婴儿衣物3套

☐ 纸尿裤 ☐ 吸乳器一套

☐ 适度水解配方粉一小罐 ☐ 奶瓶2个

☐ 其他

♥ 目前医院待产包里的东西比较齐全，宝宝出生前只需要自己准备两包纸尿裤就好，其他都可以等宝宝出生后再慢慢准备。

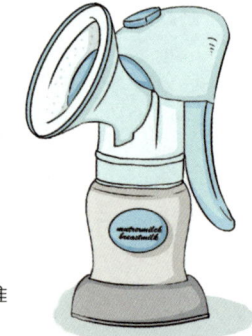

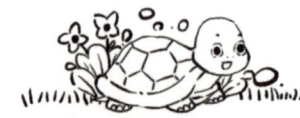

少些购买压力

父母都会为自己宝贝的到来做一些准备，很多父母会通过买买买来憧憬和迎接可爱的宝宝。这对于筑巢期的妈妈们来说无可厚非。可是，慢慢地，她们会开始担心：万一有的东西没有买到，或者没想到呢？万一网购的东西被海关扣住，供应不上呢？如此一来，为宝宝精心准备东西不再是一个憧憬美好的过程，而逐渐成为增加心理压力的过程了。

宝宝用品，不需要那么多

我们今天处在一个物质极大丰富的时代，购物非常方便。很多妈妈也说，自己准备的很多东西，比如，安抚奶嘴、乳垫等，一直到孩子都四五岁了还根本没碰过。

其实，目前各大医院待产包里的东西都比较全，能够满足孩子的基本需求。而且，孩子出生头3天还在医院，所以，去医院不需要带太多东西，只需要准备两包纸尿裤就好。

很多东西可以等到孩子出院以后根据需要再慢慢地购置。比如，奶瓶、吸乳器，甚至是小衣服、小被子、婴儿背巾等，都不用提前囤积。

疯狂购买，是因为不知道该准备什么

很多父母不知道该为即将到来的孩子准备些什么，而买东西能够弥补他们心理上的空缺。其实，对于一个家庭来说，一个小生命的到来，意味着家庭关系的改变，角色的转换，夫妻升职成为父母。此时，一家人最应该做的是心理上的各种准备，积极调整家庭关系和家庭成员的心态。比如，了解家庭结构关系会如何改变，自己的角色会如何转换，家庭中可能会出现哪些人，需要怎样协调，谁是育儿的主体，等等。

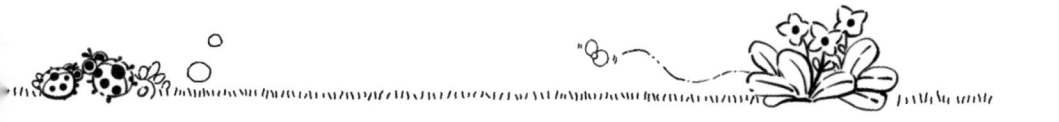

陪产，新爸爸对家庭的见证与支持

蓉蓉要分娩了，丈夫平时就是一位嘘寒问暖、无微不至的模范先生，这次更是义不容辞。他毫不犹豫就请假陪妻子进产房，并安抚她，为她打气。他还带了摄像机记录妻子从待产到分娩的全过程，希望能将这些珍贵画面记录下来，留给孩子作为日后长大的纪念。

给妻子最好的支持

现在，越来越多的丈夫进产房陪妻子生产，一起迎接新生命的到来，此种陪产方式十分值得鼓励！丈夫陪产，不仅能带给妻子精神上的莫大安慰与支持，无形中也能增进夫妻间的感情，让他们更加恩爱。比如，亲眼看到妻子因子宫收缩而造成的痛苦，更让他深深体会到妻子在生产过程中的不容易，让他更加疼惜妻子。

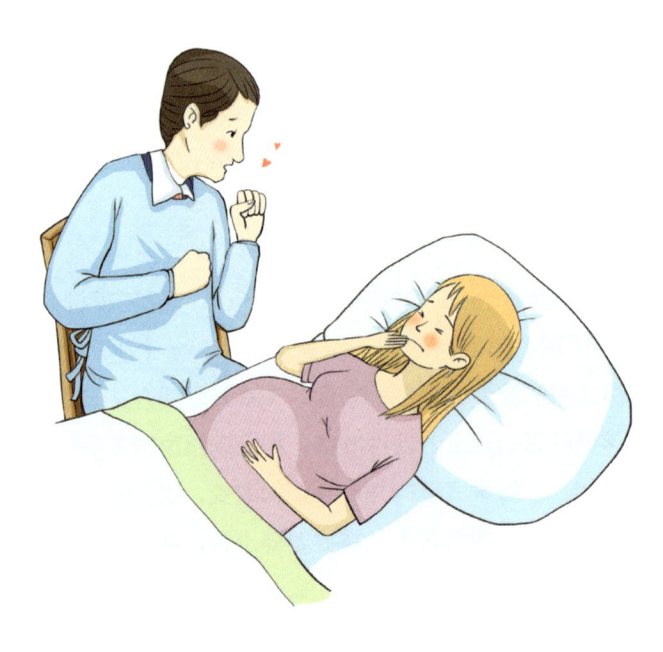

留下最美好的记忆

丈夫陪产还能建立紧密的亲子关系和家庭关系。很多新手爸爸在孩子刚出生的那一刹那，还会留下一家三口的第一张珍贵合照，"三人同框"的感觉异常深刻与美好，并且也对夫妻转变为父母的角色有特别好的促进作用。

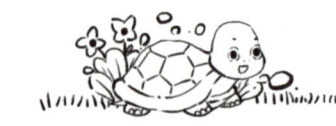

断脐带，欢迎新手爸爸参与

上午9时，圆圆爸爸将疼痛难忍的妻子送到了产房，开始了艰难的等待。当医生告诉他可以亲手为孩子剪断脐带时，一阵激动涌上心头。两名医生将脐带两端固定好，护士赶紧递上剪刀。"全副武装"的圆圆爸爸拿着剪刀腿发软，手发抖，生怕弄疼了妻儿。在医生的鼓励下，他亲手剪断了儿子和母体连接的脐带。圆圆爸爸看见疲惫不堪的妻子，只有一句话："做妈妈真不容易。"

父亲参与，让家庭更亲密

很多父亲在参与给孩子断脐带之前会很紧张，事后则感觉特别骄傲，因为见证了生命降临的喜悦，体会到了为人父母的骄傲，意识到为人父、为人夫的责任。

这种体验对父亲来说特别重要。从某种程度上说，父亲断脐带的体验可以使生产过程家庭化，让父亲意识到一个生命的诞生是家庭的事情。还能减缓新妈妈在生产过程中产生的压力，使丈夫理解妻子做母亲的不易。此外，父亲参与断脐带还能加强父亲与孩子之间的亲密感情。

专业的指导，不担心

据统计，能够勇敢走进产房，拿起剪刀亲自给孩子断脐带的父亲只占20%左右。很多父亲听说医院有断脐带这项服务时，兴奋又害怕。兴奋的是梦想成真，可以见证孩子的出生；害怕的是，自己笨手笨脚会弄疼妻子和孩子。

其实，现在很多医院产房会有这种服务，并配有专业的指导。比如，在断脐带之前会讲解程序，指定下剪的位置，剪断后医生还要进行专业处理，所以不用担心自己给孩子断脐带，会给孩子带来更多危险。

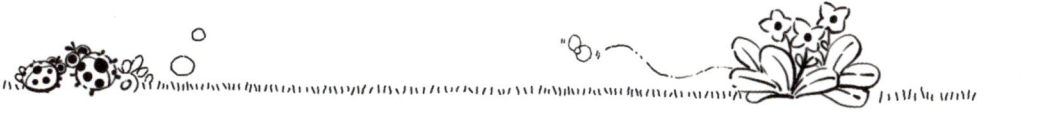

阿普伽评分，宝宝的第一次测试

随着最后一次用力，林曦感觉肚子一松，然后听到了宝宝一声嘹亮的哭声。随即，宝宝被医护人员抱走，自己仍然在产床等待胎盘的娩出和伤口的缝合。回到病房，隔壁床的妈妈问："你的宝宝阿普伽评分是多少？"林曦一头雾水。什么是阿普伽评分？

什么是阿普伽评分

阿普伽评分，又称阿氏评分、Apgar评分、新生儿评分。它是宝宝人生的第一次测试。这套评分系统主要通过检测新生宝宝的心率、呼吸效果、肌肉张力、皮肤颜色和对刺激的反应等5项特点来预测宝宝的健康状况。

5项特点	0分	1分	2分
心率	没有	慢（<100次/分）	正常（>100次/分）
呼吸效果	不存在	哭声微弱	哭声响亮
肌肉张力	软弱无力	肢体轻度弯曲状	四肢屈曲状
皮肤颜色	全身青紫	躯体红润、肢端青紫	全身红润
对刺激的反应	无	仅面部有表情变化	咳嗽、喷嚏、哭闹

注意询问宝宝的阿普伽评分

每个宝宝出生后，分娩现场的医生、护士或助产士就会给宝宝一个数字化的评分。一般选择的评测时间是孩子出生后的1分钟、5分钟、10分钟。

一般情况下，如果宝宝的阿普伽评分正常，医生可能不会告诉父母评分结果。如果医生没有告诉孩子的阿普伽评分，父母可以及时向医生询问，清楚地了解宝宝出生时的大概状况。

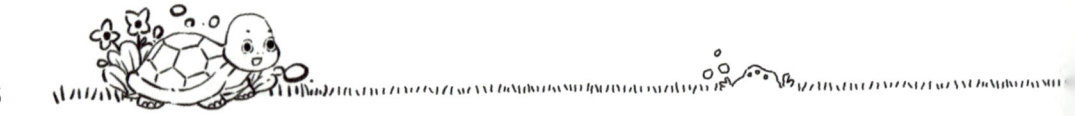

这些新生儿，有点特别

宝宝是个巨大儿

39周了，蓉蓉特别想顺产，可是，宝宝B超估重有4.5千克，医生说，宝宝可能是个巨大儿，再加上蓉蓉骨盆条件也不好，可能需要剖宫产了。蓉蓉很迷惑，到底什么是巨大儿？

遗传和妊娠糖尿病容易导致巨大儿

怀孕后期是胎儿体重快速增长时期。有时胎儿会长得过大。一般来说，体重超过4千克的就是巨大儿了。高大的父母容易孕育出巨大儿。妈妈在孕期患有妊娠糖尿病，也容易让孩子成为巨大儿。妈妈孕期患有妊娠糖尿病，需要格外关注刚出生新生儿的血糖情况。

不容易顺产

巨大儿会遭遇的最大的危险是肩难产。不过，您不用太担心，怀孕期间通过超声波的测量，绝大多数妈妈都知道自己所怀胎儿的大小。同时，产科医生也会为此做好充足准备。有些巨大儿需要接受剖宫产分娩。

容易血糖低，会影响母乳喂养

新生儿虽然急需营养，可他们需要时间适应，刚出生还不能很好进食。而且，出生后头2~3天妈妈的母乳分泌不足，对于新生儿来说，吸吮需要消耗很多能量才能获取"很少"的热量。可是，巨大儿在出生之后可能会出现快速的血糖水平降低，从母乳中获得的能量常常不能维持他们的血糖水平稳定。所以，他们经常需要接受配方粉或糖水的额外补充。一般来说，巨大儿需要等血糖水平稳定后，才能再进行纯母乳喂养。

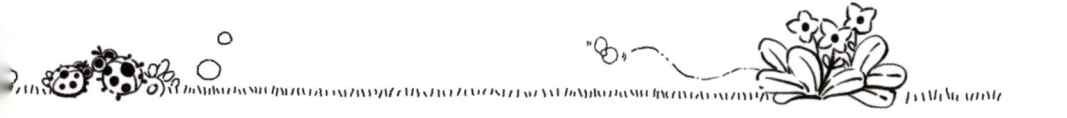

宝宝是个小样儿

岚岚怀了双胞胎，37周剖宫产，两个女宝宝降临了，一个2.3千克，一个2.4千克。两个宝宝看起来好小，比隔壁床刚出生的宝宝小很多呢！医生说，两个宝宝体温有点低，需要在保温箱里住几天。

双胎或多胎容易出现小样儿

婴儿出生时体重低于2.5千克就称为"小样儿"。小样儿通常匀称性瘦小，具有小头、短身和低体重的特点；但也有些婴儿只有低体重，而头围、身长均属正常范围。

身材矮小的父母容易孕育出小样儿。双胞胎的体重往往较低，这是两个胎儿同时分享妈妈的血供所致。实际上，多胞胎中小样儿的概率很大。

此外，有些小样儿是因为在妈妈的体内没有得到充足的营养。医学上称为宫内发育迟缓。

容易出现低体温、低血糖

小样儿出生后的危险性较大，常表现为低血糖。有些小样儿经常出现低体温，需要暖箱的帮助来获得正常的体温。母乳喂养或奶瓶喂养往往会延续进行。

呼吸系统也可能还不太成熟

如果小样儿呼吸出现了问题，还要接受氧气治疗。治疗所需时间的长短取决于该婴儿出生体重的水平和体重增长的速度，主要取决于肺发育的状况。但不要过分担心，小样儿经过治疗，也能够追赶生长，一样健康成长。

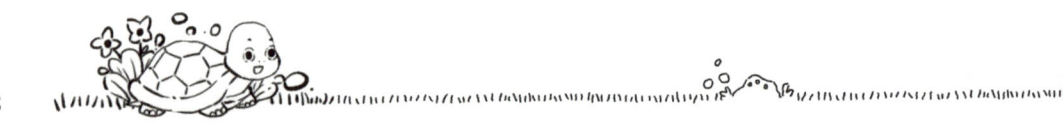

宝宝是个早产儿

雨晴的宝宝出生时，2.2千克，早产了45天，体温竟然不到35℃。在保温箱住了2天。出院回家以后，雨晴每天观察宝宝的体温、吃奶、睡眠和大小便是否正常。在她细心照料下，宝宝健康成长起来了。

有点瘦，有点轻

早产儿是指出生时孩子胎龄尚未满37周。大约有60%的双胞胎及多胎妊娠有可能发生早产。无论从外貌还是各方面的发育水平都与足月的孩子有所不同。

早产儿通常体重比较轻。早产儿刚出生时看上去很瘦，不像足月儿那样丰润，出生时也见不到只有足月儿才有的包裹在身体外面的白色乳酪样的胎脂。

有点怕冷

早产儿因为缺乏保护性的脂肪，所以如果让他待在室温环境中，他的体温会很快下降。因此，早产儿一出生就要立即放入暖箱（婴儿保温箱），由医务人员通过调节箱内温度来保持其体温正常。

可能会呼吸困难

早产孩子的呼吸系统尚未发育完全，往往哭声较弱，并可能伴有呼吸困难。如果孩子早产超过2个月以上，严重的呼吸困难甚至会对他的健康产生影响。为防止孩子出现呼吸困难，医生会对孩子进行严密的观察，并通过心肺监护仪对孩子的呼吸和心率进行监测。如果孩子有呼吸困难，医生还会根据情况给孩子提供氧气支持。

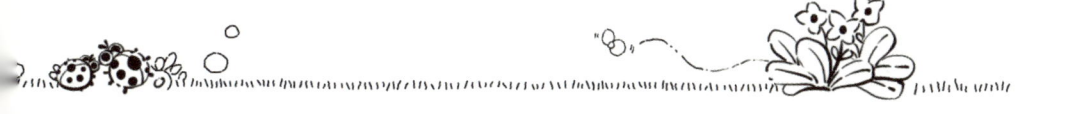

宝宝是个过期产儿

冬冬妊娠42周2天了，羊水指数为8，显示羊水偏少，被要求住院催产。一大早，冬冬做了胎心和宫缩监护，显示开始有宫缩了，门诊B超结果显示羊水指数为5，已经是极限了。冬冬被打了催产素，宫缩越来越难受，胎心才60多下，护士赶紧叫来大夫，停止顺产计划，改为剖宫产。没多久，一个3.9千克的小姑娘出生了。

不容易顺产

妊娠期超过42周分娩的新生儿称过期产儿。一般来说，过期产儿也都非常健康。他们的手指甲和脚指甲都很长，皮肤干燥并有脱皮。许多婴儿肩部及后背长满了绒毛样的胎毛。

过期产儿通常比足月分娩的婴儿重，有些出生体重可达4千克，不太容易顺产。

容易出现危险，需要密切监测

已过预产期的妈妈要频繁接受产科检查。这是因为过期产儿早该出生，肠道已准备好进行工作，所以胎儿很容易将胎粪排到子宫内，导致胎儿娩出时窒息或发生胎粪吸入性肺炎，缺氧时间长还容易使脑组织和心脏受到损害。

此外，对过期产儿来说，最危险的是孕42周后胎盘将停止工作，过期胎儿就会出现宫内窘迫。子宫可能皱缩，胎儿可能会变小。

对于已过预产期的妈妈来说，密切监测尤为重要。妈妈要每隔1~2天通过B超监测胎动和测量胎儿的大小，必要时则需要马上住进医院，接受催产素治疗，以刺激分娩，或直接实施剖宫产。

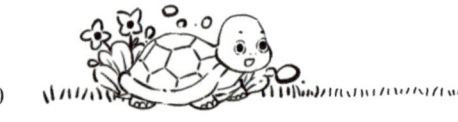

无论宝宝是否特殊，都用生长曲线陪伴他成长

儿保室外，小佳妈妈一边排队等候检查，一边和周围的妈妈们聊天。一个妈妈说："我家宝宝是早产儿，真担心他以后不能赶上别的宝宝？"另一个妈妈说："我家宝宝虽是足月儿，可我也不知道怎么判断他长得是不是正常呀？"

足月儿，用生长曲线监测宝宝成长

即使是足月出生的健康孩子，父母也会担心他长得好不好，怎样才能让他长得高一点儿，体重是不是正常。其实，孩子的生长是可以用度量衡来测量的，有相应测量值的正常范围可以参考。而且，孩子的生长在一定范围内会受到多种因素的影响，存在相当大的个体差异，因此，所谓的正常值也不是绝对的。家长要进行系统的、连续的观察，才能了解自己孩子生长的真实情况。具体如何运用生长曲线来陪伴孩子自然成长，请参照《崔玉涛谈自然养育 理解生长的奥秘》。

0~2岁男宝宝身长曲线

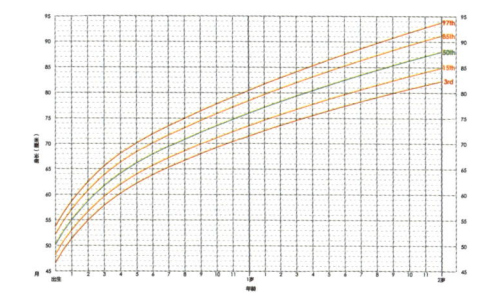

0~2岁男宝宝体重曲线

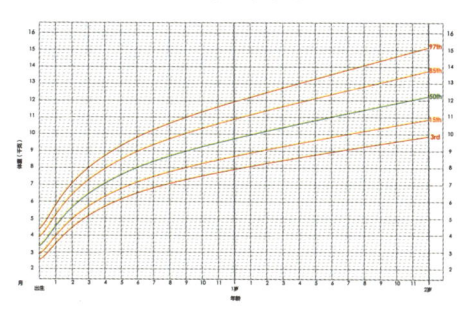

早产儿，有专门的早产儿生长曲线图监测生长

如果孩子是早产儿，则有专门为早产儿准备的生长曲线，这样才能更准确地监测孩子的生长情况。早产儿生长曲线要根据实际出生孕周连续观察，但不能一直用下去。早产儿生长曲线一般用到矫正孕周50周，之后就可以使用正常足月婴儿的生长曲线了。

一般，孩子达矫正孕周40周时，才能与足月婴儿生长曲线的起始衔接，但要用虚线连接两点。前面是矫正孕周测量值，后面是实际出生孕周测量值。这样既可以知道矫正孕周下生长情况，又能获得出生后追赶性生长的效果。早产儿生长曲线图可以更加方便、准确地监测、评估孩子的生长状态。

0~2岁男宝宝出生时孕周曲线　　**0~2岁女宝宝出生时孕周曲线**

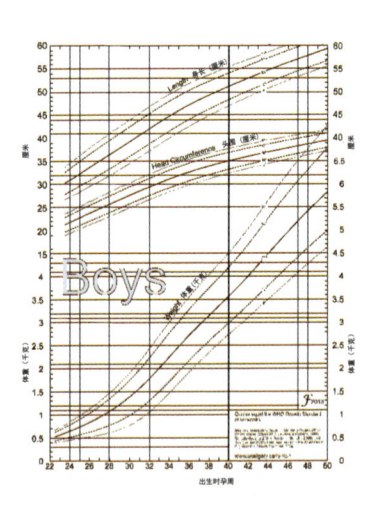

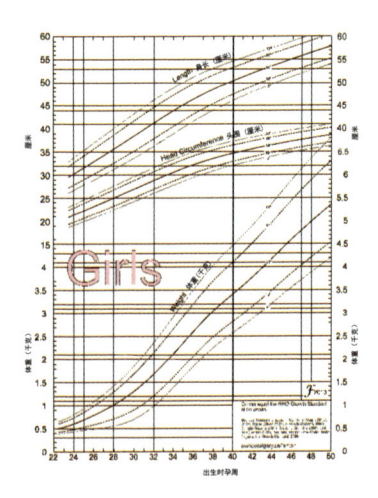

新生儿筛查

新生儿筛查是这样的

小兰听说,宝宝出生后都要抽足跟血,怪心疼的。护士告诉她,每个孩子都要做新生儿筛查,抽足跟血是做新生儿筛查用的。小兰有点疑问,我的宝宝很健康,家庭也没有遗传病,为什么要做新生儿筛查呢?

健康宝宝同样要筛查

即使孩子看起来很健康,也要做疾病筛查。因为带有先天缺陷的患儿,大多数在早期可能没有明显的特异性症状,通常是在出生后3~6个月,甚至是1岁以后才会出现一些特别明显的临床症状,但那时孩子的智力和身体器官可能已经遭受到不可逆转的损伤。

无遗传病家族史也要筛查

宝宝都要进行筛查原因在于:一是筛查的某些疾病为隐性遗传代谢病,当父母将所携带的突变基因都遗传给孩子,这种情况才会发病;二是环境因素恶化导致基因突变率升高,从而会导致发病。

怎么做?结果怎么知道?

听力筛查一般由宝宝出生分娩的医院来完成,结果会当时告知。其他的筛查则在孩子接受哺乳72小时后,出生医院负责采集孩子的足跟血,送往所在城市的专门的新生儿疾病筛查中心进行检测。送检1~2周后出筛查结果。一般来说,血液筛查结果异常才会通知父母或孩子出生的医院,建议孩子去专业机构确诊。如果筛查通过,则没有人通知。耳聋基因的筛查结果,妇产医院会告诉在相关网站查询。

新生儿一定要做的4项筛查

小玲的宝宝出生了，听说要做4项新生儿筛查，到底是哪4项筛查呀？都有些什么作用呢？

苯丙酮尿症

它指的是机体缺乏代谢苯丙氨酸的能力。苯丙氨酸存在于很多食物中，这些苯丙氨酸会随着食物一起进入人体。如果机体缺乏代谢苯丙氨酸的能力，堆积在体内的苯丙氨酸会进入大脑，影响大脑功能，从而造成智力低下。

如果筛查出现问题，父母可以避免给孩子服用含有苯丙氨酸的食物。比如，给孩子选择母乳及特殊的配方粉，日常生活中的食品也要进行特别挑选。这类做法能预防今后问题的出现，如果没有得到及时筛查，长大后孩子必然会出现智力低下。

甲状腺功能低下

甲状腺功能低下是一种比较严重的代谢性疾病。甲状腺位于人体的颈部，负责人体的代谢和热量的消耗。甲状腺所产生的激素对孩子的大脑和身体的生长起着非常重要的作用。如果出现甲状腺功能不良的话，体内热量就会被无效地燃烧，从而影响了体内能量的水平、体温的调节、体重的增长和包括大脑在内的各个大器官的功能。

通过口服药物可以替代甲状腺产生的甲状腺激素。对于甲状腺功能低下的孩子来说，越早使用药物替代疗法，越容易维持孩子正常的生长和发育。

听力筛查

听力筛查是通过耳声等电生理学技术，在新生儿出生后自然睡眠或安静的状态下进行的客观、快速和无创的检查。用5~10分钟就可以完成测试。

新生儿在出生48小时以后，要接受初次听力筛查；未通过初筛者，在42天左右接受听力复查；仍未通过者，在3个月左右进行诊断性听力检查。包括脑干诱发电位，声阻抗等检查。

确诊为听损伤的患儿应该被及时转诊到医院的专科或专科医院进行相应医学干预。

耳聋基因筛查

伴随新生儿听力筛查的广泛开展及临床积累，逐渐发现仅仅依靠听力筛查在发现耳聋高危因素方面尚存一定的局限性。国内外研究表明，60%耳聋由遗传因素导致，其中包括迟发性耳聋和药物性耳聋。他们在出生时未表现出听力损失，而是在成长过程中随着发生疾病、使用药物或头部碰撞后导致耳聋。耳聋为单基因疾病，即单个基因的功能受到破坏即可导致耳聋症状的发生。

70%的遗传性耳聋为非综合征性耳聋，按遗传模式分为：常染色体隐性；常染色体显性；X连锁；Y连锁或线粒体遗传。

一般耳聋基因报告上会出现"纯合子突变"和"杂合子突变"，这是什么意思呢？简单来说，纯合子，是指两个相同异常基因碰在一起，意味着一定发病，耳聋会表现出来。杂合子，是指一个正常基因和一个异常基因碰在一起，不一定发病，有可能是耳聋基因的携带者。如果两个基因都正常则不显示，或用正常两字代替。如果发现异常，要咨询专科医生。

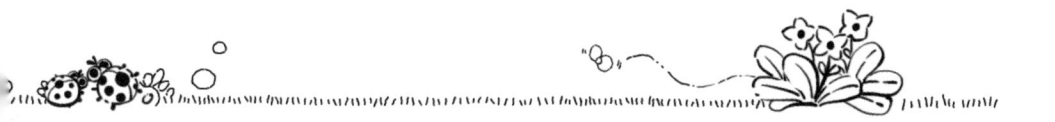

耳聋基因常染色体隐性遗传图示

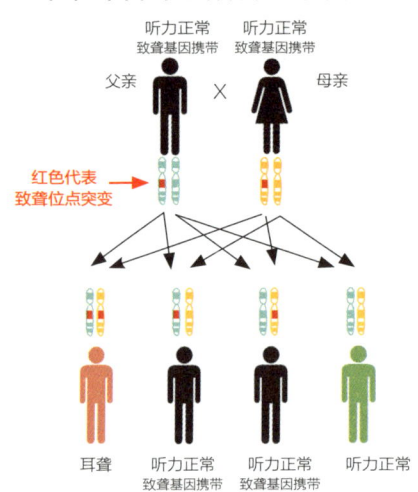

父亲 听力正常 致聋基因携带 × 母亲 听力正常 致聋基因携带

红色代表致聋位点突变

耳聋 / 听力正常 致聋基因携带 / 听力正常 致聋基因携带 / 听力正常

耳聋基因母系遗传图示

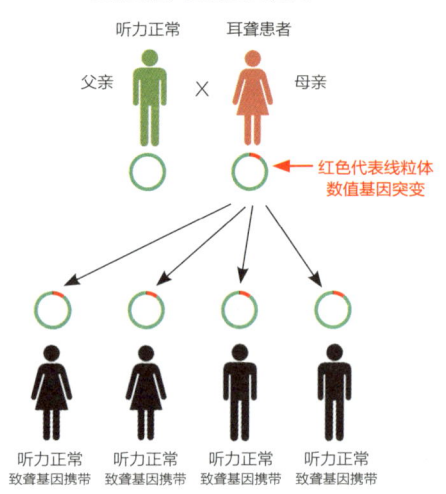

父亲 听力正常 × 母亲 耳聋患者

红色代表线粒体数值基因突变

听力正常 致聋基因携带 / 听力正常 致聋基因携带 / 听力正常 致聋基因携带 / 听力正常 致聋基因携带

检测基因	突变位点	相关疾病	遗传方式
GJB2	35delG 176del16 235delC 299delAT	先天性重度以上感音神经性耳聋 21%听力障碍者携带此基因突变 2%~3%普通人群携带此基因突变	常染色体隐性遗传
SLC26A4	2168A>G IVS7-2A>G	大前庭导水管综合征 14.5%听力障碍者携带此基因突变 1%~2%普通人群携带此基因突变	常染色体隐性遗传
12SrRNA	1494C>T 1555A>G	药物性耳聋 4.4%听力障碍者携带此基因突变 0.3%普通人群携带此基因突变	线粒体DNA母系遗传方式
GJB3	538C>T	后天高频感音神经性耳聋 我国本土上克隆的第一个遗传耳聋基因	常染色体显性和隐性遗传

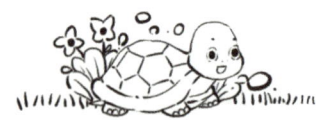

全面的新生儿筛查

多宝刚出生，多宝妈妈听说，除了一定要做的4项新生儿筛查，还有很多筛查可以选择。多宝妈妈不知道这些筛查有什么用。是不是适合自己的宝宝。

扩展的新生儿筛查越来越多

如今，随着新技术的出现，许多疾病也可在出生时得到诊断。在一些地方和机构，新生儿疾病筛查会在原有4项的基础上新增加G6PD缺乏症、先天性肾上腺皮质增生症、地中海贫血症等一些收费的扩展筛查项目。这些项目可达50余种，其发病率比标准筛查疾病的发病率要低。但同样可以进行早期预防或治疗。

可酌情选择相关的筛查

如果孩子的父母或者家族内有代谢疾病或遗传疾病，或者父母特别希望了解孩子的代谢状况，可以与医生沟通，了解相关信息，酌情选择一些相关的扩展筛查与检测。

筛查越早，健康的机会越大

有时在疾病显现症状之前就给予药物等治疗，虽不能根治疾病，却能预防慢性疾病具有破坏性的后果的出现。出生后，越早接受这些筛查，今后成为健康儿童、成人的机会就越大。

其实，无论是强制性的检测还是选择更全面的扩展检测，目的都是能够在早期诊断出一些危及新生儿生命或对孩子生存质量影响极大的疾病。

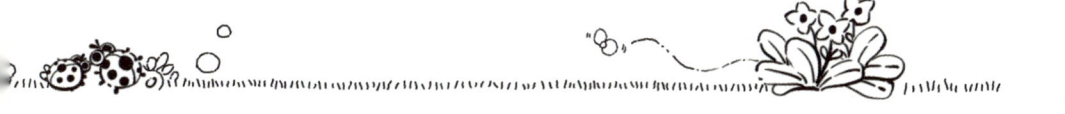

新生儿，如何抱

抱和放，有技巧

筱婉要抱起宝宝，先用眼神或说话声音诱导，使宝宝注意，一边逗他，一边伸手将宝宝慢慢抱起。抱起宝宝，筱婉将宝宝的头部放在自己的左侧，并有意让宝宝的耳朵贴近自己的心跳处，让他能听到心跳的节律。

轻轻抱起

要把宝宝安全地从床上抱起来，又要让他觉得舒服，正确的手势非常重要。尤其要注意手的位置，既要能稳定地支撑起宝宝，又要避免令宝宝不舒服。

● 托住宝宝头颈部。把一只手轻轻地放到宝宝的头下，用手掌包住整个头部，注意要托住宝宝的颈部，支撑起他的头。

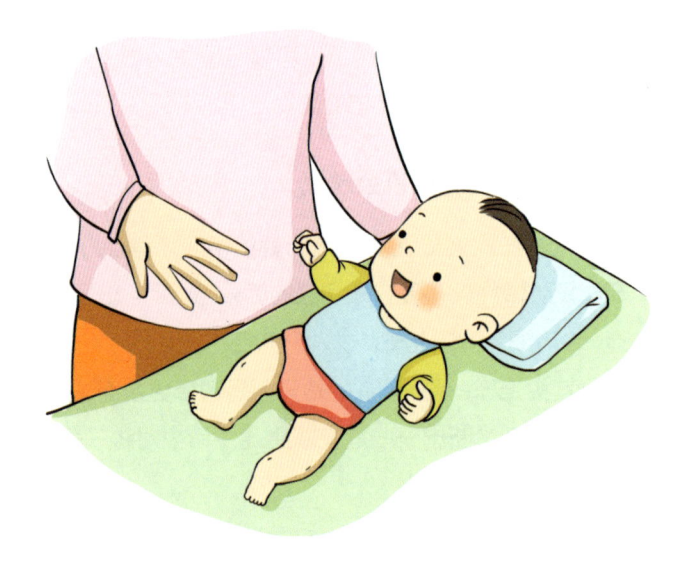

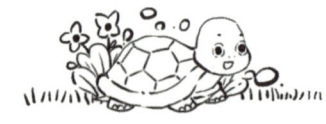

第一章　第一次亲密接触

● 另一只手放在宝宝的臀部下面。一只手托住宝宝的肩膀到后脑勺部位，稳定住宝宝头部，另一只手伸到宝宝的臀部下面，包住宝宝的整个小屁股，力量都集中在两个手腕上。

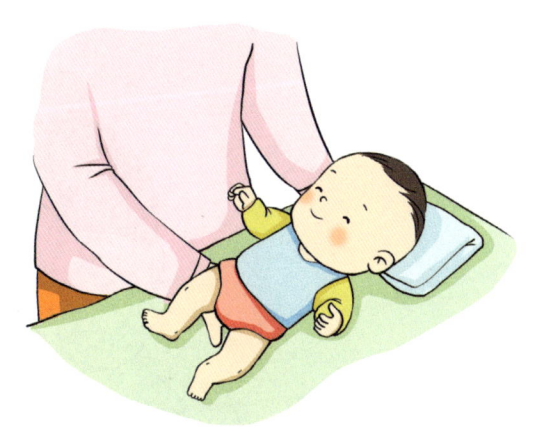

● 让宝宝靠在妈妈身上。妈妈的姿势稳定后，就可以慢慢向上抱起宝宝了。这时，要把身体贴近宝宝，温柔地将宝宝抱起来。注意一定要托住宝宝的颈部，否则他的头会往后仰，这样会不舒服。妈妈要用腰部和手部力量配合，托起宝宝。

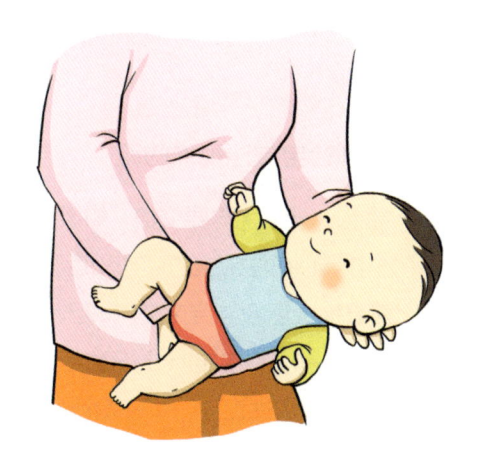

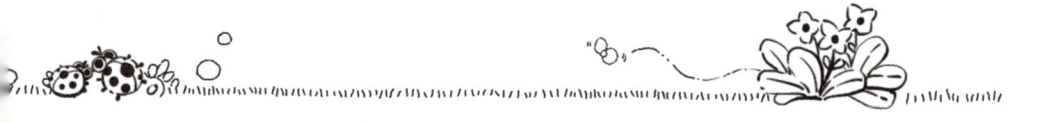

● 稳稳托住宝宝臀部。两只手都用力，把宝宝从床上抱起来，然后确认一下手的位置，正确的位置应该是一只手臂托住宝宝的头和颈部，并且手臂要朝内，让宝宝面向自己，这样更平稳。另一只手托住宝宝的臀部。

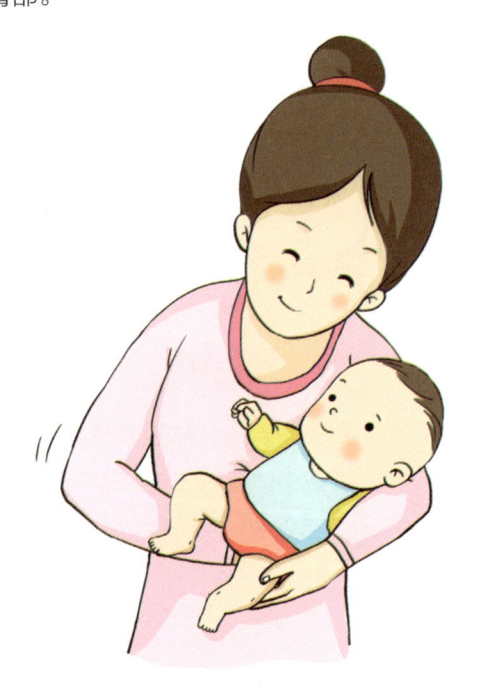

从横着抱到让宝宝注视你的脸

小宝宝从出生就需要交流。如果想要让宝宝注视你的脸并与他交流，不妨用手心托住宝宝的颈部和后脑勺，用另一只手托住宝宝腰部。这样比横着抱更适合与宝宝交流。但新生儿身体软绵绵的，千万不要强行变换怀抱姿势。抱宝宝时要托着宝宝的头部、背部和腰部。从一般的横着抱，到让宝宝注视你，以下两个步骤可以轻松转换过来。

第一章　第一次亲密接触

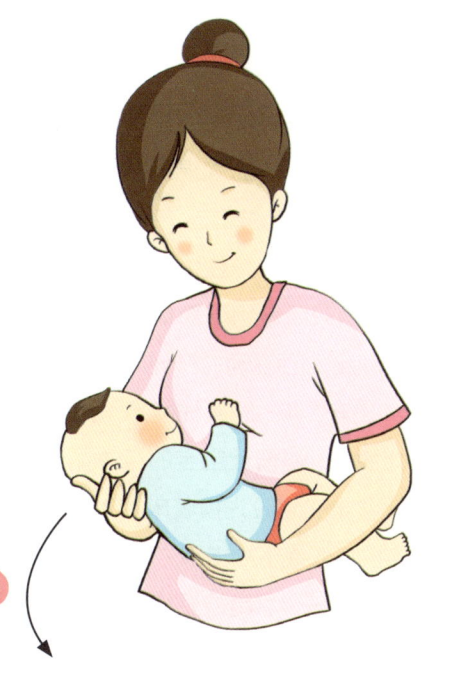

第一步：抬高宝宝上身，以宝宝的臀部为轴转动。

像横着一样抱宝宝，然后把宝宝的上半身稍稍抬高，以宝宝的臀部为中心，挪动托住宝宝头部的手臂，旋转90°。

第二步：和妈妈面对面。

把宝宝转过来后，用手心托住宝宝的颈部和后脑勺，用另一只手托住宝宝腰部以及周围部位，再把宝宝靠近自己就可以了。

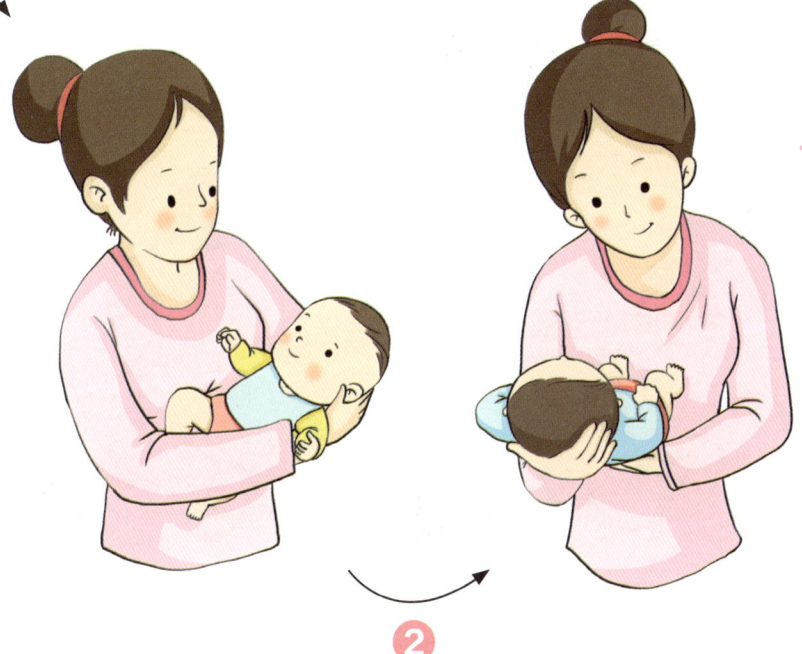

小心放下有步骤

把抱在怀里的宝宝放到床上时，不能先放下头部或背部，否则宝宝会因为惊吓而摆动头部，使姿势不平稳。并且，如果妈妈姿势不正确，会加重腰部和手腕的负担，容易引起腰疼和腱鞘炎。

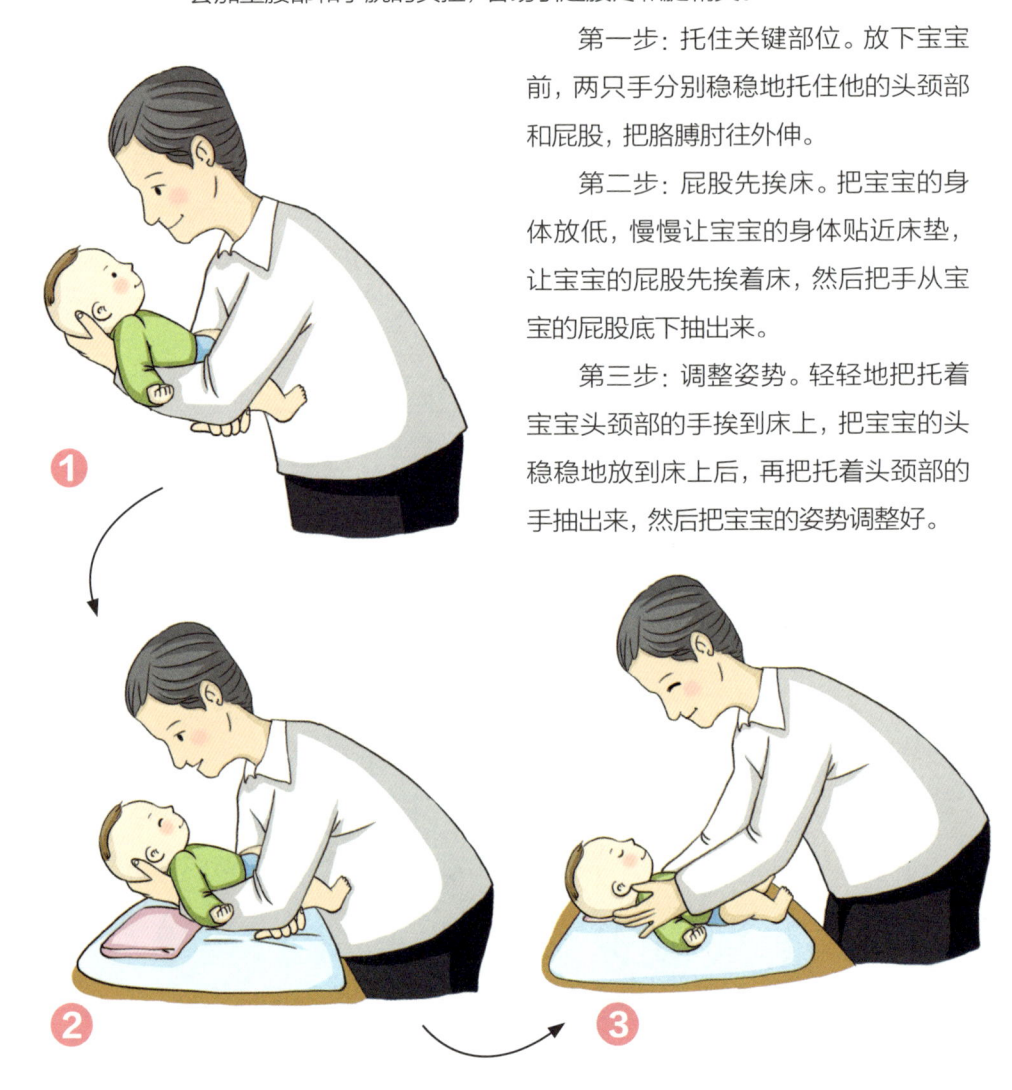

第一步：托住关键部位。放下宝宝前，两只手分别稳稳地托住他的头颈部和屁股，把胳膊肘往外伸。

第二步：屁股先挨床。把宝宝的身体放低，慢慢让宝宝的身体贴近床垫，让宝宝的屁股先挨着床，然后把手从宝宝的屁股底下抽出来。

第三步：调整姿势。轻轻地把托着宝宝头颈部的手挨到床上，把宝宝的头稳稳地放到床上后，再把托着头颈部的手抽出来，然后把宝宝的姿势调整好。

第一章　第一次亲密接触

3种抱姿，让新生儿舒舒服服

朵朵快1个月了，最喜欢躺在爸爸臂弯里，因为爸爸总有很多花样：有时候让朵朵躺在臂弯里，有时候让朵朵俯在手臂上。有时候，朵朵吃完奶，爸爸还经常让朵朵趴在肩膀上，轻轻给她拍嗝……这让朵朵感觉很安全也十分舒适，还可以从不同角度看世界。

躺在臂弯里

喝奶的时候或者午睡前，再没有比妈妈的臂弯更舒服的地方了。用一只胳膊托住宝宝的背部，让他的脑袋枕在你的胳膊肘上。用妈妈手臂做成的摇篮可是宝宝的最爱。

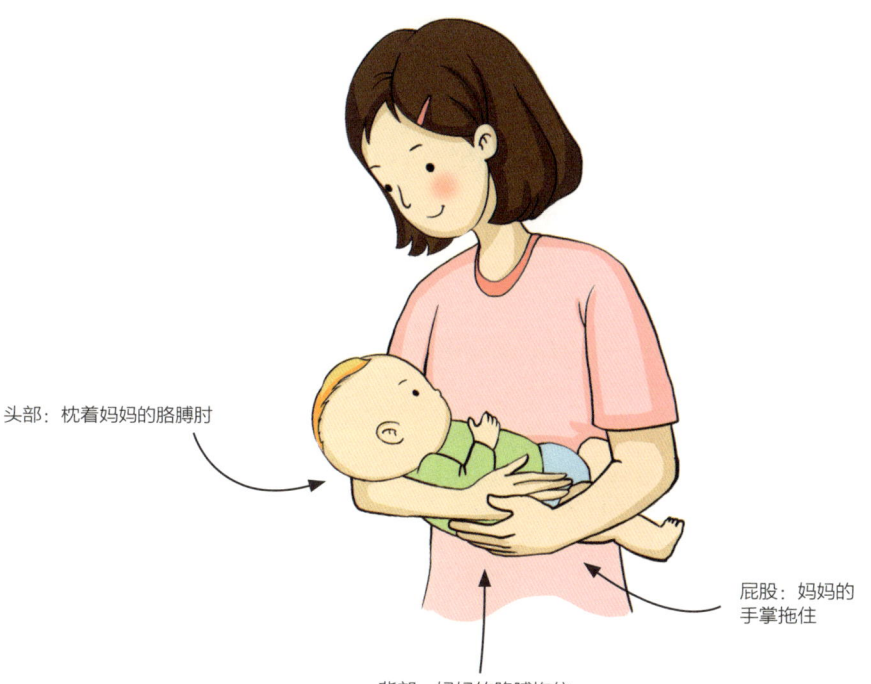

头部：枕着妈妈的胳膊肘

屁股：妈妈的手掌拖住

背部：妈妈的胳膊拖住

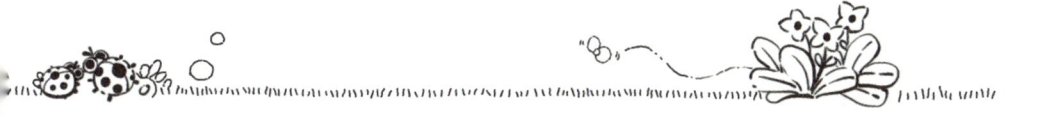

23

趴在肩上

如果小宝宝处于一个能感觉到母亲脉搏或心跳的位置，他会感到安心。用一只手托住他的小屁股，另一只手撑起他的颈部，让他的头靠在你的肩膀上。

头部：宝宝的头部靠着妈妈的肩膀

颈部和后背：一直有妈妈的手保护宝宝的颈部和后背

屁股：手托住宝宝的小屁股

俯在手臂上

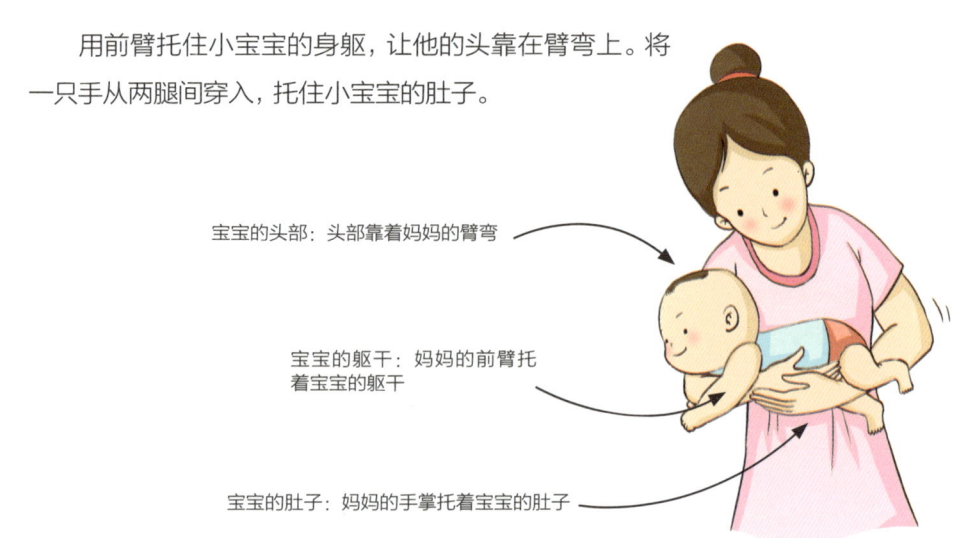

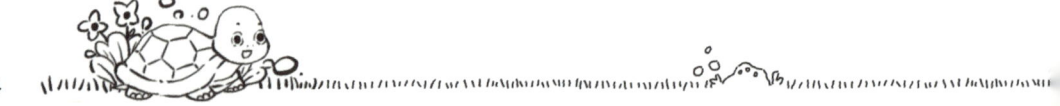

用前臂托住小宝宝的身躯，让他的头靠在臂弯上。将一只手从两腿间穿入，托住小宝宝的肚子。

宝宝的头部：头部靠着妈妈的臂弯

宝宝的躯干：妈妈的前臂托着宝宝的躯干

宝宝的肚子：妈妈的手掌托着宝宝的肚子

抱宝宝，常见错误姿势

小梅听说，竖抱对宝宝好，便于宝宝开阔视野，可是又有人说，竖抱会伤害宝宝的颈椎，到底要不要竖抱?

别着急竖着抱

新生儿的头占全身长的1/4。竖抱宝宝时，宝宝头的重量全部压在颈椎上。宝宝在1~2个月时，颈肌发育不够成熟，颈部肌肉力量不足，笔直竖着抱宝宝，会对他的脊椎造成损伤。

小提示：如果实在要竖抱，抱着的时候需要保护好孩子的后背和头。如果父母平时注意给宝宝进行训练，经常让孩子锻炼俯卧抬头，能够帮助宝宝强壮颈部和后背的肌肉，宝宝的头就能够比较早地竖立。如果宝宝到了4个月时头竖立还不稳，就需要高度警惕，及时就医。

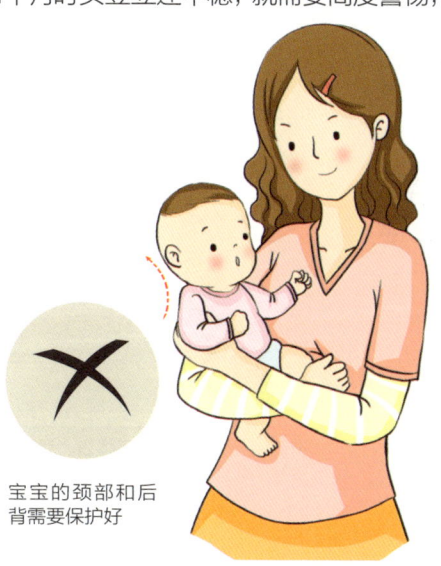

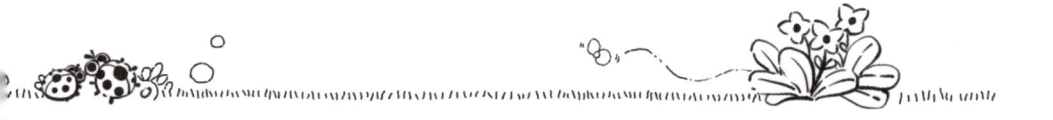

宝宝的颈部和后背需要保护好

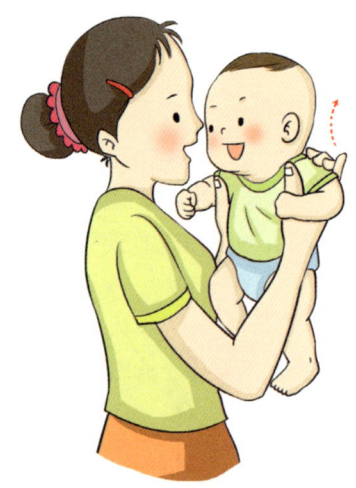

不要夹着宝宝的腋窝抱起来

这种姿势宝宝会觉得很不舒服。而且新生儿的头颈还很软，无法支撑起自己的头部，采用这样的姿势有可能会让宝宝的颈部受伤。

新生宝宝的颈部力量比较弱，不能支撑头部的重量。如果宝宝竖着的时候，后背和头部都需要保护好

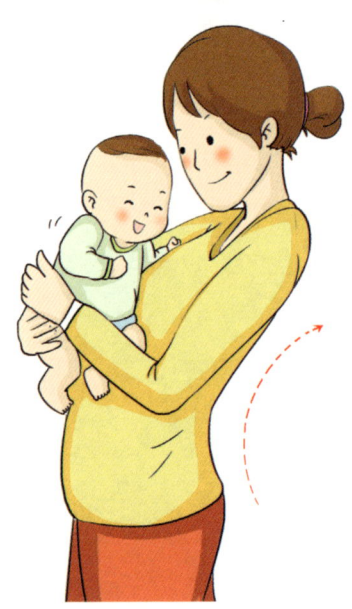

妈妈不要挺肚子

有的妈妈在抱宝宝的时候身体会不自觉地向后倾，如果身体太挺起，这样的姿势容易给腰部造成负担，可能会受伤。所以妈妈自然站直就可以了。

挺肚子，说明站立时身体重心后移，容易造成骨盆前倾，腰部肌肉紧张、腰酸背痛等，不利于妈妈的健康

新生儿黄疸——该提前了解的那些事

黄疸容易找上新生儿

宝宝出生没两天,晓彤却发现宝宝本来白里透红的小脸蛋开始变黄了,这是怎么回事?赶紧跟医生护士汇报,是不是宝宝的身体出了什么问题?

氧环境不同了

新生儿黄疸在健康足月宝宝中的发生率超过一半以上。胎儿期,胎儿在妈妈肚子里是一个相对低氧的环境,子宫里的含氧量低于大气里的含氧量。所以,胎儿需要更多的红细胞来增加携氧量。

断脐之后,随着孩子啼哭,肺泡膨胀,他开始通过肺与大气进行气体交换,吸入的氧气增多,氧环境变正常了,大量的红细胞变得多余。红细胞破坏血色素代谢后会产生引起黄疸的物质——胆红素。

脏器功能不健全

负责将血中的胆红素转移到肠道的主要器官是肝脏。然后,肠道再通过排便将大量的胆红素排出体外。但是,新生儿的肝功能不够健全,不能马上将大量的胆红素代谢掉,因此胆红素会在体内堆积。有时,新生儿大便次数不多,致使肠道有充分的时间吸收胆红素,而不是将其排出体外。还有,细胞内正常存在的胆红素被释放入血液,太多的胆红素压制了肝脏,造成血液中胆红素集结。这些都可能导致宝宝出现皮肤、巩膜的黄染。

大部分黄疸不严重

黄疸大多发生在宝宝出生后的第二天或第三天。一般新生儿的黄疸都比较轻微，几乎所有的黄疸都不会给宝宝带来不适，也不会对他的身体造成危害，而且通常会在1~2周后消失。

但是，如果宝宝的胆红素水平过高，未能给予及时的处理，可能会导致他出现脑损伤或其他严重的问题。

少数病理性的黄疸，需要治疗

有少数宝宝的黄疸属于病理性黄疸，由溶血、感染、胆道闭锁等疾病引起。

新生儿病理性黄疸中，最常见的是因新生儿与妈妈血型不相容而引起的溶血性黄疸。

此外，细菌或病毒等病原微生物的感染也可引起宝宝黄疸加重。还有，某些先天性畸形，如胆道闭锁，或者先天性代谢异常，也可引起病理性黄疸。

如果宝宝是病理性黄疸，医生会给予相应的诊断治疗。

早产儿更容易出现黄疸

由于早产儿的肝脏还没有发育成熟，肠道功能不完善，代谢胆红素的能力更弱，因此出现黄疸的概率要比足月宝宝高，黄疸程度往往比足月宝宝更严重，黄疸持续时间也更长。

此外，由于早产儿喂养不足，有可能导致大便排出不畅，这样往往会加重黄疸。而且，早产儿脑发育也不成熟，胆红素更容易透过血脑屏障，造成大脑损伤。

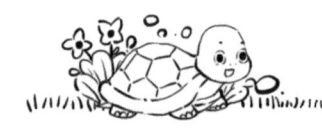

应对生理性黄疸

团团刚出生9天,黄疸超标,医生让多吃多排。不知是不是肠胃不好,团团吃得还可以,可是排便少,怎么办?

大部分孩子是生理性黄疸

绝大多数新生儿的黄疸都属于生理性黄疸,大约在他出生后第2~4天间出现。一般先从面颊部位开始,皮肤微微泛黄,随后颜色加深,并慢慢向下波及胸部、腹部,再到四肢。黄疸在第4~5天时达到高峰,随后在2周内自行消失。

黄疸的波及范围越大,胆红素越高。如果手掌和脚掌黄染,则说明黄疸程度已经较高,需要照蓝光治疗了。

黄疸消退时,按反方向进行。所以,黄疸初期,婴儿的白眼球通常变黄;当黄疸几乎完全消退后,白眼球的黄染才会消退。

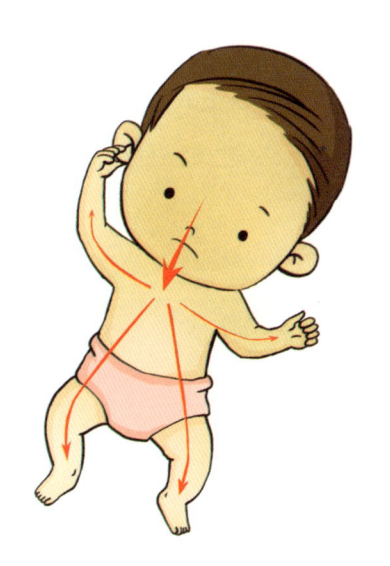

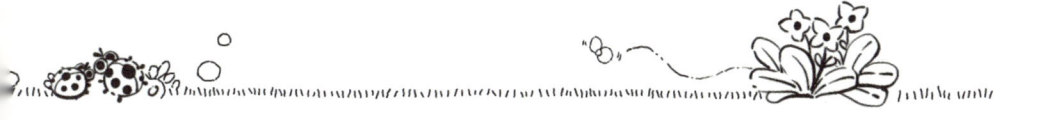

多吃多排，排出体内的胆红素

对于新生儿来说，去除体内过多胆红素的最佳方法即是经过大便排出。有时候，孩子大便次数不多，容易致使肠道有充分的时间吸收胆红素，而并不是将其排出体外。

可以通过多喂养来增加排便量和次数，让体内过多的胆红素尽可能从肠道中排泄。一般情况下，新生儿食入的奶量越多，排便也就越多。新生儿排便越多，黄疸消退得越快。所以，对已经出现黄疸的孩子应尽量保证进食。

留心观察大便颜色

孩子正常大便的颜色是黄色，这是排出体外的胆红素的颜色造成的。一个红细胞的寿命约为120天。120天以后，新的红细胞会产生，衰老的红细胞会被破坏掉，成为胆红素往外排出。人体粪便呈黄色，意味着人体的红细胞代谢是正常的。

随着孩子长大，他的肝功能渐渐正常，多余的胆红素也都代谢掉了，大便就会呈黄色。所以，留心观察大便颜色，它也跟黄疸有关。有的孩子胆道闭锁，黄疸排不出来，大便就是白色的。一旦发现孩子的大便呈灰色或者白色，必须立刻去医院就医。

大便色卡

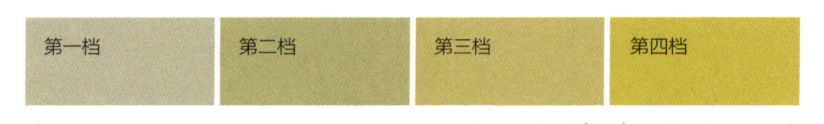

第一档	第二档	第三档	第四档

若大便颜色与大便色卡左侧前三档接近，须立即找小儿外科医生就诊

若大便颜色与第四档接近，需密切观察

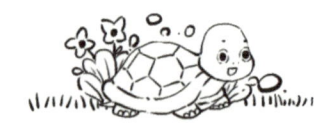

母乳喂养性黄疸，母乳不足综合征

妞妞刚出生时，皮肤的颜色红润，但妈妈下奶比较晚，刚开始奶不太够，喂母乳后没几天，妞妞皮肤变黄，久久不退。但她能吃能睡，精神很好。经化验，胆红素水平也不是很高，肝功能也正常。妞妞的黄疸到底是怎么回事？

开奶迟或母乳不足引起

纯母乳喂养的宝宝发生黄疸的概率会更高，若出生后很快出现黄疸，排除疾病前提下，通常与出生后的最初几天，妈妈开奶迟、母乳喂养量不足有关。孩子出生后头1周内，母乳喂养的宝宝容易因为开奶太迟，或母乳不足，使得宝宝母乳摄入不足，同时肠蠕动减少，肠道正常菌群建立相对较晚，胎粪排出延迟，体内的胆红素排泄不出去，致使血中胆红素水平增高，即表现为黄疸。这种情况被称为母乳喂养性黄疸。

增加母乳次数

为了避免宝宝出现这种母乳喂养性黄疸，妈妈需要增加每天给宝宝喂养母乳的次数，通过更多的喂养来促进宝宝大便的排出。这样做有利于宝宝更快地排出胆红素，也就是说，宝宝排便越多，黄疸消退得就越快。

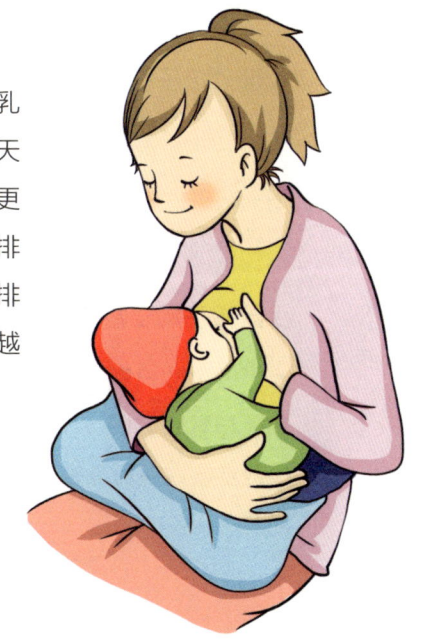

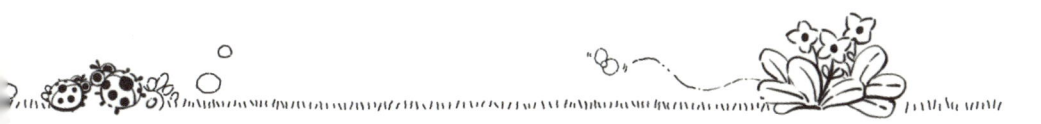

母乳性黄疸，一种特殊的黄疸

37天的牛牛出生后第3~4天出现黄疸，逐渐明显。牛牛黄疸非常严重，从头到脚心，黄得有点吓人。总胆红素369微摩尔/升，间接胆红素362微摩尔/升，肝功能有一项稍高一点。体格检查，除了黄疸，没发现其他异常。牛牛是纯母乳喂养，吃喝拉撒睡均正常。医生建议住院照蓝光，并停止母乳喂养几天，3天后黑黄孩变成粉白的小可爱。这是怎么回事？

母乳中有种特殊的酶

还有一种特殊类型的新生儿黄疸被称为母乳性黄疸，见于少数纯母乳喂养的宝宝。母乳性黄疸是因为成熟母乳中含有一种酶可增加肠道对胆红素的吸收，让黄疸难以消退。

此种母乳性黄疸通常出现在新生儿出生后的第4~7天，并可能持续6~12周时间。一般来说，母乳中的这种酶在体内随着时间和孩子肝脏的成熟而逐渐减少。

大部分孩子可继续母乳喂养

婴儿黄疸的严重程度与黄疸持续时间无关，只与黄疸程度有关。如果出生1周后，黄疸指数不高于18毫克/分升，就应该坚持母乳喂养。因此，绝大多数患母乳性黄疸婴儿不应中断母乳喂养。

少数孩子需要暂停母乳喂养

极少数严重高胆红素血症的婴儿，可短期中止母乳喂养。宝宝停止母乳喂养时，妈妈一定记得要按时将乳汁挤出来，以免回奶。少数宝宝恢复母乳喂养后又会出现轻微黄疸，并可能持续到2~3月才完全消退。

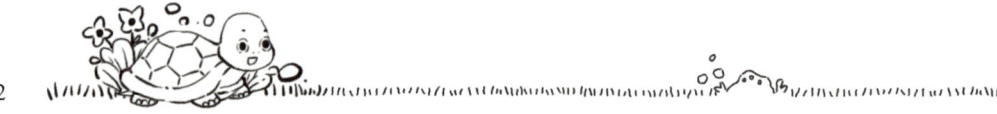

黄疸的治疗

牛牛是在大于孕38周出生的健康婴儿。出生后36小时，他的黄疸指数达280微摩尔/升。医生说宝宝需要照蓝光。妈妈疑惑，照蓝光安全吗？怎么判断宝宝是不是需要照蓝光呢？

照蓝光很安全

如果测定值高于某一水平时，为了避免过高的胆红素对孩子造成脑损伤，医生会建议孩子照蓝光。蓝光照射治疗有助于快速将胆红素转变成容易通过尿便排泄的形式，然后排出体外。如果孩子黄疸程度严重，则还可能需要静脉输注白蛋白，甚至进行换血治疗。

是否需光疗，与黄疸程度和出生时间有关

新生儿黄疸是否需要光疗，并不是按照某个统一的胆红素测量水平去评定，而是与黄疸程度和出生时间密切相关。下图中，横坐标是出生后的时间，纵坐标是黄疸指数。如图所示，牛牛的测量值在曲线之上，这种情况确实需要照蓝光。

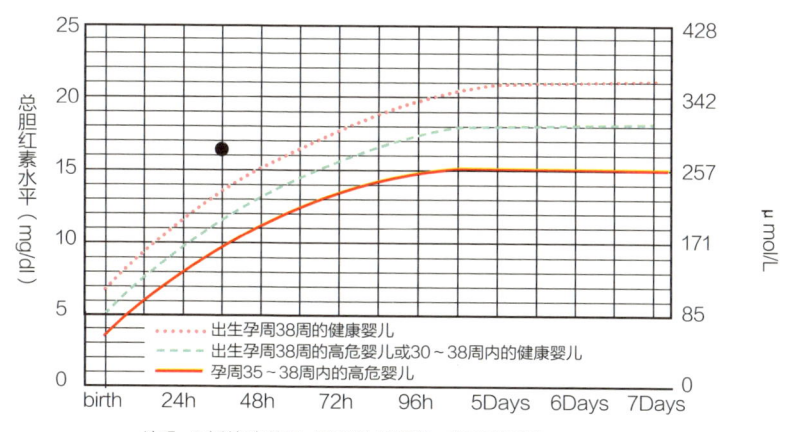

注明：3个前提条件下，只要超过临界值，就需要照蓝光

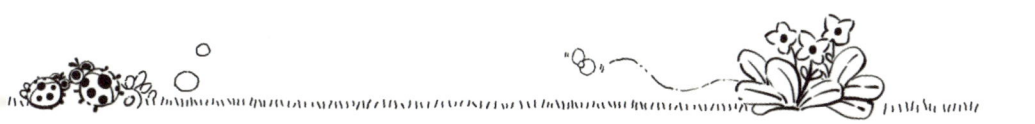

调整家庭关系，抓住育儿主导权

妈妈做好角色转换，开心育儿

宏霞怀孕期间，家人照顾得无微不至。可是，生完宝宝，所有人的注意力似乎一下子都转移了，每个人都在说"宝宝如何""宝宝怎么样"，而自己生孩子的疼痛、喂母乳的不适等情况似乎都少有人问津。宏霞有点难受，却说不出口，心事渐重，对宝宝失去了应有的热情，甚至有点抑郁了。

孕期，准妈妈是家庭关注的中心

由于妈妈承担着生育的重任，所以，在孕期妈妈会受到全家人的关注与支持，从而成为整个家庭关注的中心。

产后，孩子是家庭的关注中心

可是，生完孩子，家人关注的中心都会转移到孩子身上，为孩子的健康护理忙得团团转，妈妈一下子退出了关注的焦点。

巨大的心理落差，加上产后身体的不适和激素的变化，很多妈妈就会出现产后抑郁。

帮助新妈妈适应母亲角色

孩子的出生，夫妻角色转换成父母，意味着家庭关系发生了重大的变化，这是全家人都需要了解和适应的。

对于家庭关系的这种变化，一方面，妈妈自己需要主动做好心理准备；另一方面，整个家庭也需要了解妈妈的这种心理状况，多关注妈妈的身体需求和心理需求，帮助新妈妈平稳自然地过渡到母亲的角色之中去。

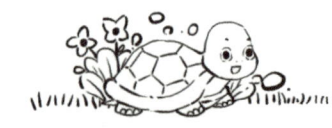

孩子，不是妈妈一个人的

为了让宝妈坐个好月子，宝爸特地接来了爷爷、奶奶。可是，宝妈偏偏事事不放心，说什么"宝宝无小事"，一定要亲力亲为。比如，爸爸想给宝宝洗澡，宝妈不答应，担心爸爸粗心，万一耳朵灌水怎么办？万一脐带感染怎么办？爷爷想抱宝宝，宝妈不答应，担心爷爷年纪大了抱不稳，身上有烟味会让宝宝接触到……

孩子是家庭的一员

新生命的到来，会给整个家庭带来新变化，不单是妻子升职为母亲，丈夫升职为父亲，公婆也升职为爷爷和奶奶。这种变化意味着，孩子是整个大家庭里的孩子，他需要了解、认识、感知、适应每一位家庭成员，而不只是妈妈或者爸爸，或者某一个家庭成员的孩子。

孩子需要适应家庭，而不是改变家庭

虽然，家庭关系因为孩子的到来而发生了改变，但是不会因为孩子，发生根本改变。孩子来到这个世界，就是要适应世界，适应整个大家庭的，并不是要生活在真空环境中。很多父母第一次养孩子，很容易把养孩子置于其他家庭成员之外，把养孩子变成了一件天大的事情。

养育方式要顺应家庭自然的生活节奏

很多父母在孩子刚刚出生后，全家的"消毒"级别就会随之升高。孩子一睡觉，全家说话的声音就要降低。有的家里的光线也会跟着孩子的起居而变化，孩子一醒，即使是夜晚，也会灯火通明；孩子一睡着，即使是白天，全家亮度也要变暗。这样的养育环境，非常不自然。

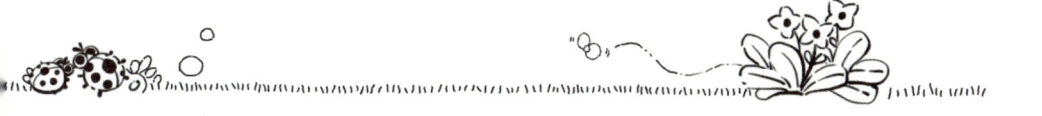

帮大宝适应新角色

一天爸爸接通通来到医院，他才知道自己已经做哥哥了。看着妈妈怀里抱着的小家伙，活泼的通通瞬间安静了。亲戚朋友们都来看望，每个人都带给小宝宝一份礼物，嘴里还夸奖只知道哭的小家伙。突如其来的变化，让通通接受不了。每当家人围着小宝时，通通会生气地推开大家，冲着小家伙喊："我讨厌你！"

做哥哥姐姐，别让大宝措手不及

要第二个孩子，对于家庭来说，也是对原本的家庭固有关系的一种挑战。很多大宝等到妈妈肚子里的小宝出生，才发现自己已经做姐姐或者哥哥了。这种新角色转变让大孩子强烈感受到父母，甚至全家人对自己的爱突然变少了，大家似乎都喜欢那个陌生的小家伙。这会让他表现出强烈的不安与敌对。所以，一定要循序渐进地提前让大宝知道二宝的到来，并帮助大宝做好心理准备。比如，让大宝确认自己永远是父母最爱的孩子；用一些办法让大宝和二宝建立心理关联，可以在产检时带上大宝等，让他对二宝逐渐熟悉并接受。

二宝来了，依然以大宝为中心来看问题

有二宝之前，大宝是家庭里的关注焦点，有了二宝之后，家庭对二宝的照顾会增多，对二宝的关注会更频繁，因此会导致大宝的心理落差和烦躁不安。此时，父母一定要从大宝的角度去看问题，从大宝的角度出发帮助他接受二宝的存在，接受二宝到来的事实。比如，让大宝知道，要二宝是为了让他有个小玩伴，照顾二宝多一点是为了让二宝快快长大，好和他一起玩，等等。

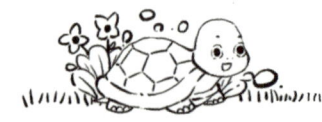

邀请大宝参与迎接二宝

让大宝参与到照顾二宝的过程之中，这样能够制造机会，让大宝慢慢接受二宝。比如，可以邀请大宝一起给二宝准备衣服和物品，胎动时让大宝摸摸妈妈的肚皮。如果有条件，还可以产检时带着大宝一起看B超、听胎心。平时，妈妈可以经常和大宝一起回忆他和二宝一样大时的种种趣事，以及当时父母对大宝的期待等，让大宝与二宝慢慢形成亲密感，这些都能帮助大宝一点点地适应新的家庭关系。

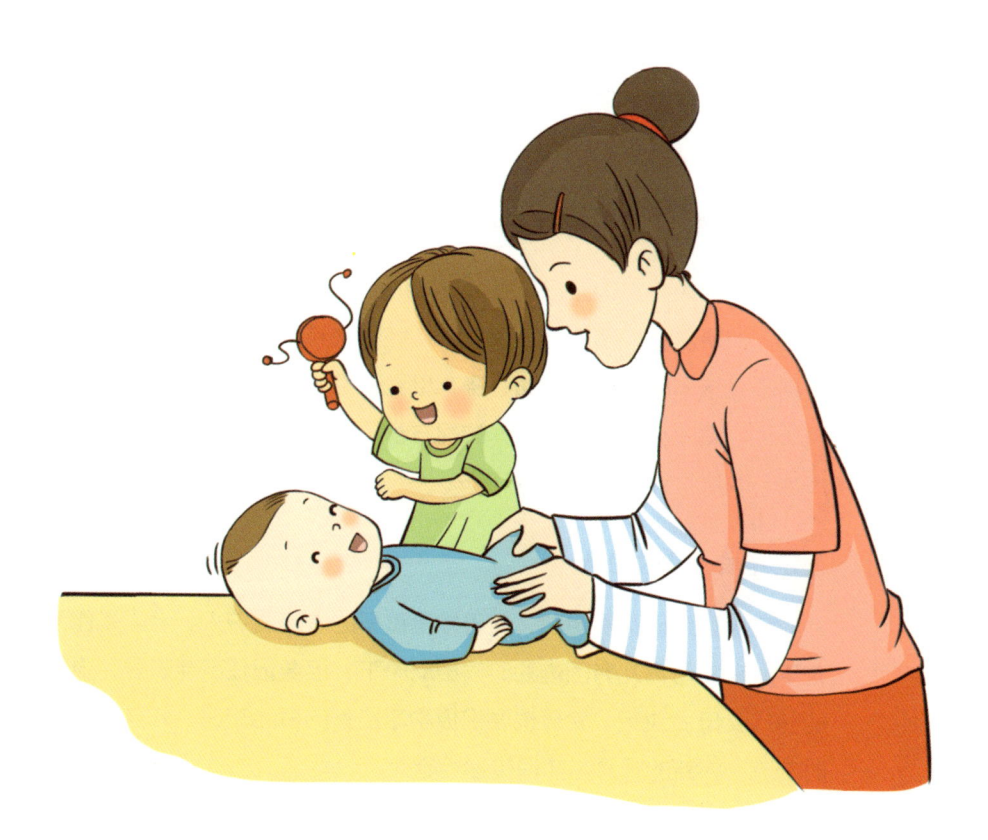

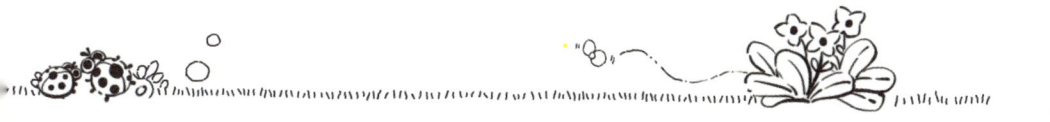

老人是父母的育儿帮手

刚怀孕，小雨就决定自己全职带孩子，老公也非常支持。生完孩子，妈妈接小雨回娘家坐月子。妈妈看小雨辛苦，说："这怎么行？身体累坏了怎么办？不如把宝宝交给我，我帮你带。"小雨正处在新手上路阶段，焦头烂额，就答应了。这一带就是2年多，现在小雨夫妇想接走孩子，可小雨妈放话了："不许接宝宝走，要走你们俩走。"

把孙辈当自己的孩子养

老人都很爱孩子，把孙辈当成自己的孩子来养，而且，持这样心态的老人不在少数。他们在养育自己的孩子时，由于时间紧，经验不足，在当时会留下很多遗憾。现在退休了，精力还不错，养孩子成了他们的心理寄托。

喂养知识陈旧，干扰孩子成长

有些老人会觉得自己有养育孩子的经验，会干涉养育孩子的各个方面。但事实上，很多老人只是依靠经验来带孩子，喂养观念陈旧，容易干扰孩子的成长。比如，嫌弃母乳没营养，想尽一切办法让孩子断母乳，喝上他们觉得有营养的配方粉。或者偷偷给孩子的辅食里加点盐，说这样会让孩子有力气……

设定界限，及时沟通

老人和父母都要明白，父母才是孩子的法定监护人。老人是作为帮手，在父母育儿有困难的时候援助一下，但要记住不能越界，更不能替代父母做决策。父母也要积极学习最新的育儿知识，并与老人及时交流，将新的观念与知识传递给老人。

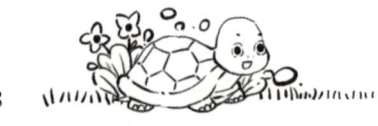

月嫂，让她成为你育儿的助力

兔宝妈："真感觉花了几千元请了个月嫂白请了,不知道是她在坐月子还是我在坐月子,把我们的客气当成是福气了……"

苹果妈妈："我家的月嫂护理得很专业,我的伤口护理也比较好,每天都有消毒和治疗,侧切伤口10多天就恢复了,连医生都夸。也许是我的运气好,真的很感谢她。"

月嫂，只是辅助育儿生活

很多父母觉得自己经验不足，觉得请来的月嫂是专业人士，就会从心理上依托月嫂或保姆，而轻易让出自己对孩子的决策权。

其实，有了孩子之后，请月嫂或保姆帮忙是很正常的事。不过，由于月嫂和保姆所受的培训也是良莠不齐。遇到好的月嫂自然是幸运，若是遇到仅凭经验做事的月嫂，家庭的育儿生活就有可能会被弄得一团糟。因此，父母要积极主动了解孩子的需求和习惯，学习并经常更新相关的育儿知识，这样就能对月嫂的做法有较强的分辨能力，真正摆脱在心理上过于依赖月嫂的情况。

与月嫂沟通，明确告知自己的需求

选择合适的月嫂真的能帮助到你。当然，前提是经过仔细的考察和筛选，多听听周围朋友的推荐和建议。选择月嫂的时候，要跟月嫂沟通，清晰告诉她自己的育儿观念和需要的帮助。是否添加配方粉常常是月嫂和新妈妈容易出现观念冲突的地方，不妨直接告诉月嫂自己的期待是坚持母乳喂养，帮助自己完成纯母乳喂养她需要进行的工作。另外，在与月嫂的相处中，在表达需求的同时，尊重对方和宽容对方也很重要。

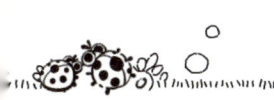

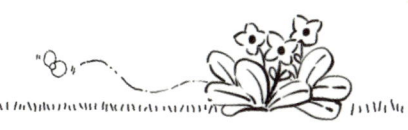

孩子越小，朋友、亲戚的影响越大

宝宝出生3天后出院回家。家里温度控制在25℃~26℃，加湿器也调到最佳状态。小芸给宝宝穿着纯棉的和尚服，穿着尿不湿。睡觉时，肚子上搭着一条软软的厚毛巾，一切都刚刚好。过了几天，小芸的大姨来看宝宝，大姨摸摸宝宝的小手说："小芸，宝宝的衣服是不是穿少了，小手冰凉呀！"小芸心里有点犹疑。大姨走后，小芸给宝宝套上了长裤和背心，添加了小线衣。又过了两天，小芸的闺蜜小丽来了。小丽说："呀！宝宝穿多了吧？你看，小脸都热出红点点了。"小丽走后，小芸又陷入了纠结中。

少一些担心，多一些心理准备

本来，父母是按照准备的知识，把孩子房间的温度和湿度都调整好，但架不住旁人的质疑，总担心孩子会一个不小心就出问题。

其实，如果父母提前做好心理准备，对周围的朋友善意提醒做到心中有数，就不那么容易受到外界的影响了。

百天以内，尽量不接受探望

孩子越小，父母对养育孩子这件事，越是心里没底，越容易受到别人意见的左右。特别是在孩子百天以内，亲戚朋友来探望多，这个一言，那个一语，很容易影响父母的养育行为。

寻找权威、专业的人士咨询

新手父母对咨询结果的真伪的辨别能力不强，因此，在咨询相关问题的时候，不妨寻找权威、专业的人士，避免走弯路。比如，在碰到养育困惑的时候，可以去社区的儿保科咨询儿保医生，或者去医院咨询儿科医生等。

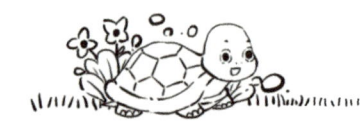

第二章

母乳喂养
给孩子的最好礼物

无论是母乳喂养本身，还是母乳喂养的全过程，母乳喂养这件事都是妈妈给予孩子最好的礼物，最无私和真切的爱。所以，父母一定要全方位了解母乳喂养的知识，用最好的方式进行科学母乳喂养，尽力支持母乳喂养，从而带给孩子最自然、最适宜的食物。

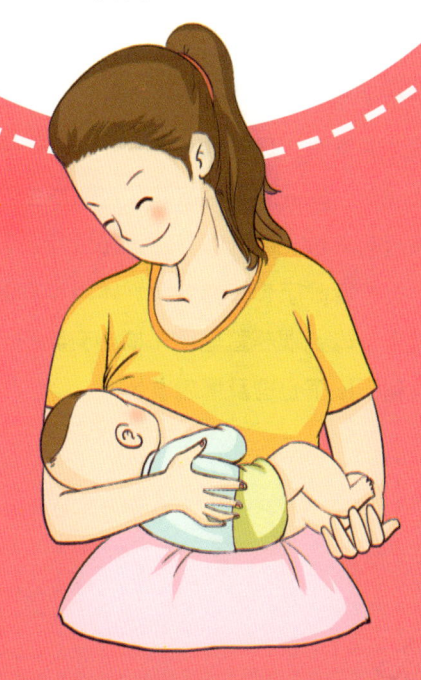

母乳喂养，你准备好了吗

母乳才是孩子最好的食物

小雨点刚出生，外婆说："给宝宝吃配方粉吧，母乳稀稀的，看起来真是没营养。"雨点妈妈摇摇头说："母乳虽然没有牛奶浓稠，但是母乳才是最适合宝宝的食物！"

母乳的营养成分最适合孩子

母乳具有生物学特异性，在为孩子最初喂养方面有着独特的优势与价值。

母乳中的脂肪种类丰富，能促进孩子大脑和视网膜的发育成熟，调控免疫系统发育，预防成年期心血管疾病。

母乳中的低聚糖种类高达150多种，作用于肠道，能选择性地促进肠道内正常菌群生长，从而促进肠道及全身免疫系统成熟及软化大便等。

母乳是孩子刚出生时最理想、最天然的食物，纯母乳喂养能满足6月龄以内孩子所需要的全部液体、能量和营养素。

母乳对孩子的近、远期健康有绝对优势

从近期来看，母乳喂养有利于孩子肠道健康微生态环境建立和肠道功能成熟，降低感染性疾病和过敏发生的风险。

从远期来看，母乳喂养对孩子成年后神经系统和大脑功能、免疫功能、心血管健康、骨骼健康、体重等方面都有很显著的调控作用。

而且，母乳喂养营造母子情感交流的环境，能给孩子最大的安全感，有利于孩子心理及情感发展。

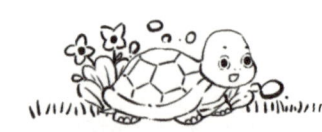

母乳喂养过程，有菌的喂养过程

豆豆被从手术室抱出来了，吮着自己的下嘴唇，一副做好了吸吮准备的样子。护士说："记得早点让宝宝吸吮妈妈乳头。就算现在没有奶，乳管里也有很多益生菌和抗体，让宝宝吃下去对健康特别有好处。早点吸吮也能刺激妈妈早点下奶。"

母乳喂养属于有菌喂养

母乳喂养过程是有菌喂养的过程。孩子出生后，吸吮妈妈乳房时，首先接触到的是妈妈乳头上的那些需要氧气才能存活的需氧菌，然后是乳管内的不需要氧气也能存活的厌氧菌，最终才能吸吮到乳汁。

妈妈的乳汁并不是无菌的，母乳中存在着大量人体所需要的细菌。比如表皮葡萄球菌、唾液链球菌、缓症链球菌、粪肠球菌、鼠李糖乳酸杆菌、乳酸乳球菌、明串珠菌、双歧杆菌、金黄色葡萄球菌……

这些细菌伴随着孩子最初的吸吮一起吸入口腔，进入消化道，很快就会在肠道内形成一种免疫屏障。

肠道正常菌群的建立

母乳喂养过程是奠定孩子肠道健康、预防过敏等营养相关性疾病的基础。

孩子出生时，肠腔内无菌，肠壁结构松弛，渗透性高，肠道正常菌群尚未建立。通过有菌喂养，让细菌随着孩子的吸吮进入消化道，成为孩子消化道正常菌群形成的基础。这些细菌能够保证新生儿肠道内建立以双歧杆菌为主的肠道菌群，同时，促使免疫系统建立和成熟，这些对孩子近期乃至一生的健康都很有帮助。

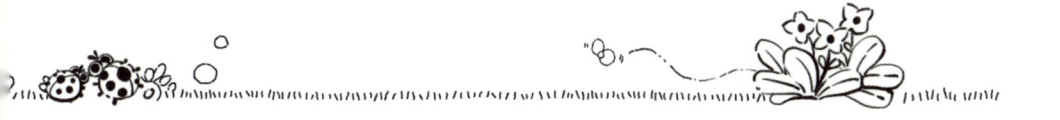

早接触、早开奶

文娟刚剖宫产生下了乐乐。她感觉疲劳，只想睡觉，对哺乳还提不起太多兴趣。可医生说，新生儿的吸吮反射通常在出生第1小时内最强，建议她产后半小时内开始哺乳。即使没有乳汁也要乐乐吸吮，这样才能更好地促进乳汁分泌。一旁的护士扶着她，侧身把乳头送进宝宝的口中，看到小家伙醒来用力地吸吮，文娟的母爱油然而生。

早开奶，从产房开始

一般来说，新生儿的第一次哺乳应该在产房进行。当新生儿被娩出、断脐和擦干羊水后，即可将其放在妈妈身边，与妈妈进行皮肤接触，并开始让孩子分别吸吮双侧乳头各3~5分钟，可吸吮出几毫升的初乳。刚出生的孩子具备很强的觅食和吸吮反射能力，妈妈也渴望看见和抚摸自己的孩子，这种肌肤接触对妈妈的乳汁分泌十分有利。

勤吸吮，有信心

产后要尽早让孩子吸吮乳头，以获得珍贵的初乳。初乳一般呈淡黄色，质地黏稠，富含营养和免疫活性物质，有助于肠道功能发展，并为孩子提供最初的免疫保护。在孩子刚出生的几天，妈妈对母乳喂养要有信心。每天都需要让孩子勤吸吮，每侧乳头每隔2~3小时要得到吸吮1次，如果孩子吸吮能力有限，必要时可以借助吸乳器增加乳汁分泌。

标示说明	特点
初乳（第1~12天）	量少
过渡乳（第13~30天）	妈妈的泌乳量会与孩子的需求建立平衡
成熟乳（第2~9个月）	第4~5个月内平均750~800毫升/天
晚乳（10个月以后）	

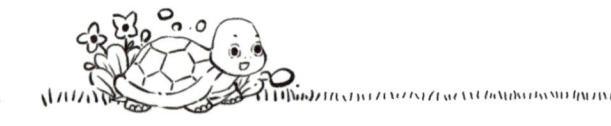

耐心等等，别太早放弃母乳

诗琪真着急，明明知道第一口母乳对孩子很重要，但宝宝已经出生10个小时了，自己还是没有乳汁，也没有准备配方粉，该怎么办呢？一直等着妈妈下奶吗？

刚出生，初乳足够了

母乳是宝宝最好的食品。但绝大多数妈妈生完孩子不可能马上就有母乳，怎么办？其实，刚出生的孩子不需要马上喂奶。因为婴儿出生时，体内有一定的能量储备，可满足至少3天的代谢需求。而且，妈妈在分娩后7天内分泌的初乳虽然量少，但新生儿的食量很小，初乳完全能够满足他的需求。

体重下降不超过7%，坚持纯母乳喂养

在开奶过程中，不用过于担心新生儿因饥饿而影响健康的问题。此时，要密切监测新生儿体重。只要新生儿体重下降不超过出生体重的7%，就应该坚持纯母乳喂养。

此时，需要坚持让孩子频繁吸吮妈妈的乳房，一般每2~3小时1次。孩子吸完后，还可以借助吸奶器再吸一会儿，以促进乳汁分泌。

坚持吸吮，争取第一口是母乳

一般来说，正常分娩情况下，新生儿的第一口食物应该是母乳，而不宜添加糖水和配方粉，以避免降低新生儿吸吮的积极性。这样也可以预防孩子过敏，并减轻新生儿黄疸、体重下降和低血糖的发生。坚持让孩子吸吮，是确保成功纯母乳喂养的关键。

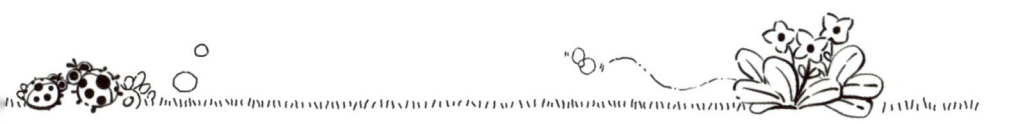

请别破坏有菌喂养

晓云生完宝宝，全家人想尽一切办法呵护宝宝。宝宝回家之前大扫除，还进行紫外线灯消毒。为了保证宝宝不生病，每次喂奶之前，晓云都消毒双手；还用消毒纸巾擦洗乳房，有时候还会先挤出一部分乳汁丢掉，再开始喂给孩子。谁知道，医生却说，这样的做法并不好，会导致宝宝肠道菌群太少，肠道能力弱。这到底是怎么回事？

有菌喂养别着急消毒

如何喂养孩子最干净，是妈妈们常常头疼的事情。很多家庭认为消毒就是干净的保证。很多妈妈会在母乳喂养之前，用含有消毒剂的湿纸巾擦洗乳房，或者先挤压乳房，放弃一些乳汁再开始喂养孩子。

为什么不能这样做

母乳喂养是有菌的喂养过程，妈妈乳房上、乳管里和乳汁中的这些细菌都是能够帮助孩子建立肠道菌群的好帮手。

使用消毒剂、挤出几滴母乳再喂养，这些做法都在阻碍或者破坏孩子接触妈妈乳头和周围皮肤的正常菌群，不仅妨碍了自然的有菌母乳喂养过程，而且这样做将大大削弱母乳本来的作用和优势，从而影响孩子正常肠道菌群的建立，以及未来的健康。

清洁不等于消毒

妈妈在母乳喂养之前，只需要用温水毛巾擦洗乳房或常规洗澡即可。妈妈要记住，干净不等于无菌，过分消毒而营造的无菌环境，会剥夺孩子正常接触细菌的机会，不是适合孩子健康成长的环境。

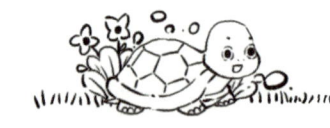

第二章 母乳喂养 给孩子的最好礼物

母乳喂养的正确姿势

新手妈妈晓晨每天抱着小宝贝喂奶可辛苦呢！可是，宝宝刚出生时，请教护士学到了一个喂奶的姿势，有点僵硬，想换个姿势抱宝宝喂奶，总觉得不对头。喂宝宝母乳的姿势还有哪些？

坐着喂奶是首选

哺喂孩子时，推荐坐着喂奶。两侧乳房轮流喂，吸尽一侧，再吸吮另一侧。若一侧乳房奶量已经能够满足孩子需要，应将另一侧乳汁用吸乳器吸出。完成喂奶后，不要马上把孩子平放，让他斜靠在大人身上，头靠在大人肩上，大人的背呈45°斜靠着沙发或椅子，然后轻拍孩子背部，排出吞入胃里的空气，以防止溢奶。

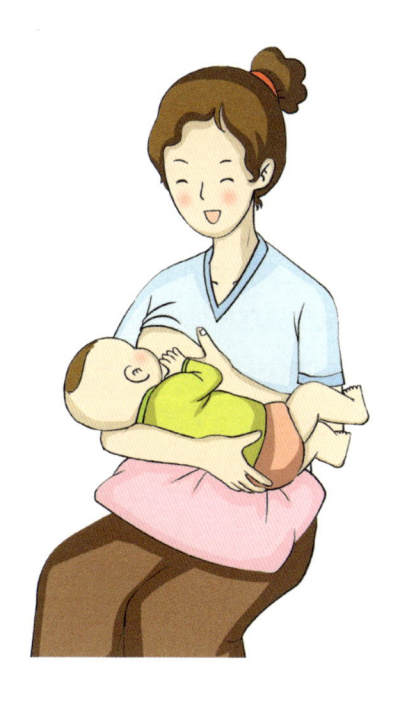

摇篮式

适宜人群：操作简单，使用最广泛，适用于大多数妈妈。

用与乳房同侧的手臂的肘关节内侧支撑住孩子的头和颈部，孩子的腹部紧贴住你的身体，然后另一只手的拇指在上方、其他4个手指在下方托住乳房，注意要将手指保持在乳晕外侧，围绕在乳头周围较深色的皮肤，以免影响宝宝吸吮。

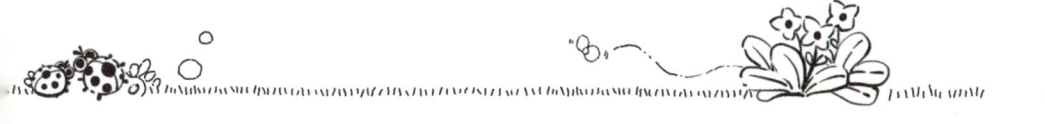

换个姿势，喂奶更轻松

交叉摇篮式

适宜人群：早产儿或吸吮能力比较差或在乳头含接方面有问题的孩子。

用与乳房同侧的手托住乳房（方法同上），用对侧的手支撑住宝宝的头部，前臂支撑宝宝的身体，使宝宝的腹部紧贴住你的身体。这样可以更好地控制宝宝头部的方向。

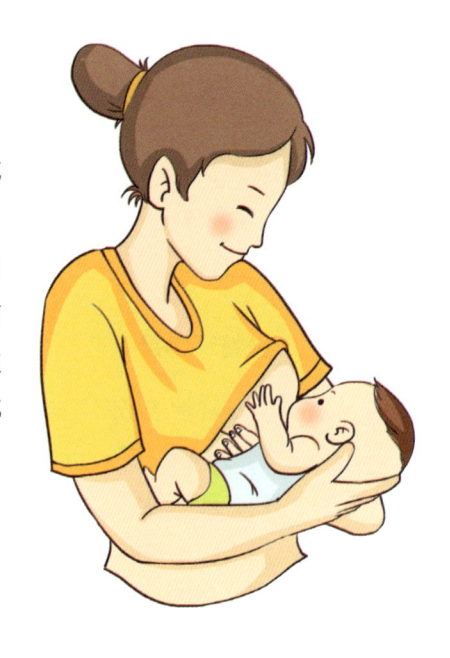

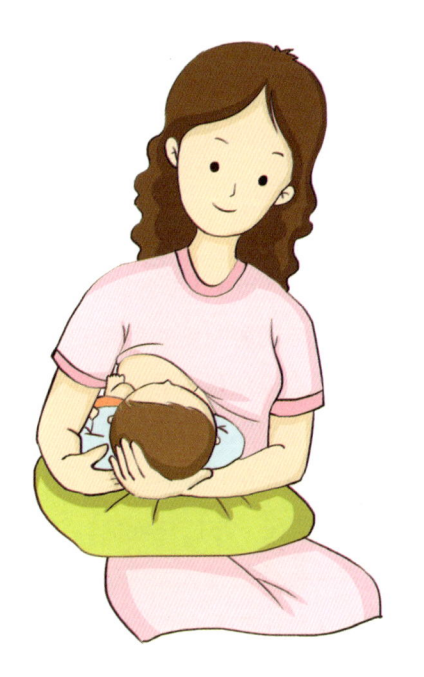

足球式

适宜人群：对伤口的压力小，适合剖宫产的妈妈。有乳房较大或乳头凹陷、乳头扁平的妈妈。

这个姿势有点儿像抱足球或橄榄球一样，将宝宝放在身体一侧，用前臂支撑他的背部，让他的颈部和头枕在你的手上。

第二章 母乳喂养 给孩子的最好礼物

侧躺式

适宜人群：剖宫产、有会阴切开或撕裂，以及有痔疮疼痛的妈妈。

妈妈以舒适放松的姿势在床上侧卧，以免造成孩子含接困难，让孩子的脸朝向你，将他的头枕在你的臂弯里，使他的嘴和你的乳头保持水平，腹部紧贴住你的身体。然后用枕头支撑住你的后背。

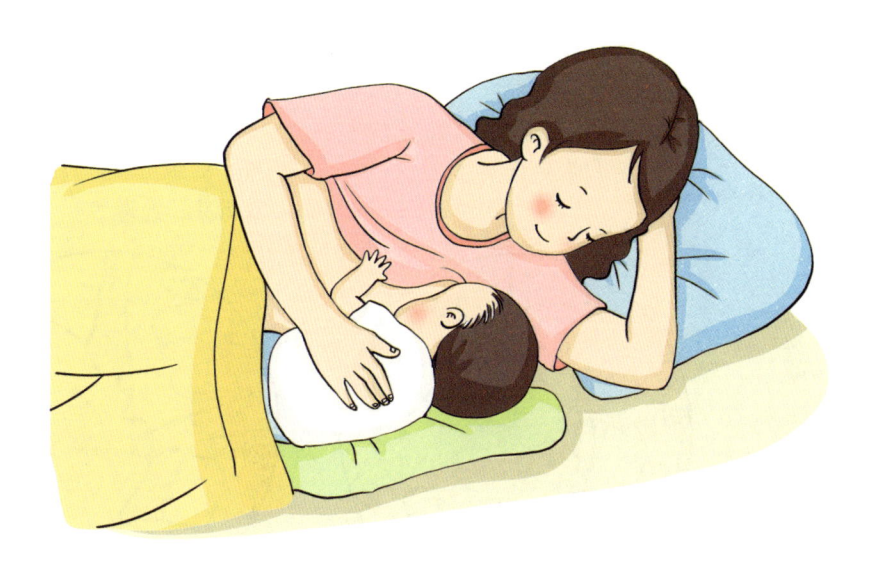

好好吃奶，含接姿势很重要

含接姿势是否正确会影响妈妈的哺乳体验，甚至会造成妈妈乳头皲裂或者乳腺炎，影响母乳喂养。

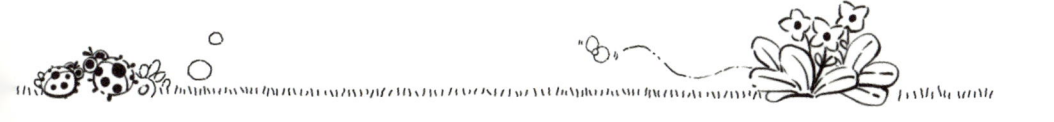

崔玉涛谈自然养育 ● 一学就会的养育细节

正确的含接姿势

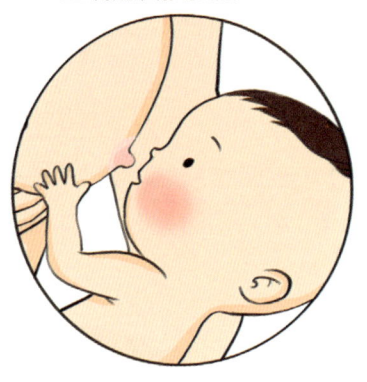

● 用乳头轻轻触弄宝宝的嘴唇，帮助宝宝张开嘴巴

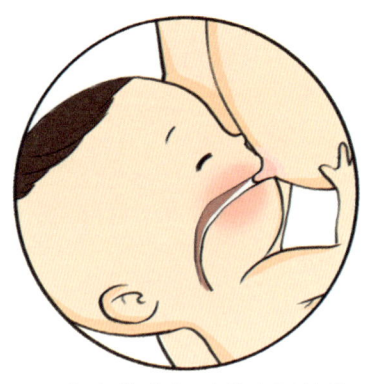

● 宝宝的腹部对着自己的腹部，让宝宝嘴张大后，使嘴放在乳头和乳晕上

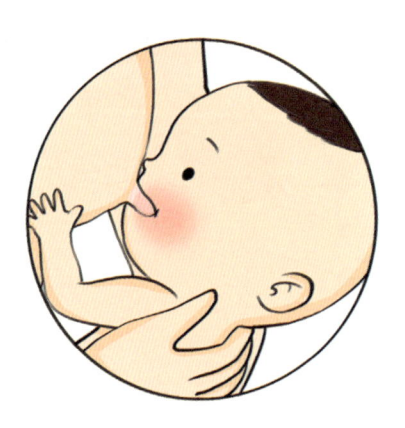

● 宝宝含住整个乳晕，开始吃奶。宝宝的鼻子和面颊会接触乳房，宝宝的下巴会前后移动。注意宝宝的双唇是向外翻起的，而不是向内或向下，而且是很放松的状态

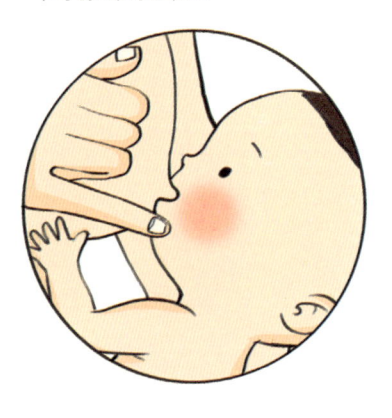

● 如果要打断宝宝吸吮乳房，可以将你的手指放到他的下巴的位置，轻轻按压。母乳喂养应该不会感觉疼痛。如果你觉得疼痛，可能说明宝宝的含接不正确，需要再试一次

从按需喂养到规律喂养

你的乳汁够孩子吃吗

多多出生3天后,妈妈的奶下来了。多多每次吃奶都狼吞虎咽,两三个小时一顿,吃得这么频繁,妈妈犯嘀咕,难道是奶不够?

仔细观察,就知道孩子吃得够不够

母乳喂养时,不需要将乳汁挤出来称重估算孩子的摄乳量,可通过观察孩子的情绪和尿量来判断。妈妈可以参照以下9项来判断乳汁分泌量是不是够。

- 每天8~12次母乳喂养。
- 每次喂养完,至少一侧乳房已经排空。
- 哺乳时,孩子有节律地吸吮伴有听得见的吞咽声音。
- 生后头两天,孩子至少排尿1~2次。
- 如果存在粉红色尿酸盐结晶的尿,应在生后第3天消失。
- 生后第3天开始,每24小时排尿应达到6~8次。
- 每24小时至少排便3~4次。
- 每次大便应多于1大汤匙。
- 第3天后,每天可排软黄便达4(量多)~10(量少)次。

够不够吃,最终看生长曲线

每个孩子的需要量是不一样的。其实,孩子体格生长情况可以灵敏地捕捉孩子的喂养状态,父母需要学会用生长曲线图来监测孩子的体格指标,定期测量身长、体重、头围,如果孩子的生长发育正常,就说明其母乳量足够满足孩子健康成长的需要。

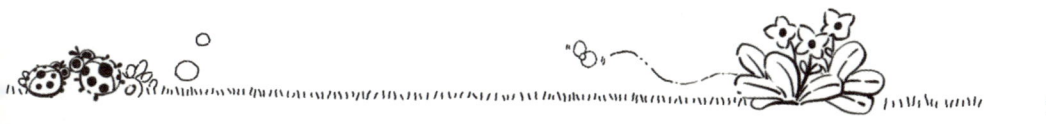

遵循顺应喂养，按宝宝的需求来

豆丁出生1个月了，奶量特别大，每天妈妈要喂他8次以上。可是书上推荐的量是7~8次，豆丁妈妈有点不确定：是自己母乳不够，还是豆丁吃得太多了？

别让推荐量限制喂养孩子

母乳喂养时间极具个体化。父母不要太纠结于孩子的吃奶量是否与推荐量相同。所有的建议都是原则，都仅是参考和指导。每个孩子各有特点，不是所有推荐都一定与自己的孩子完全符合。

刚出生，需要一天8~12次喂养

由于母乳喂养应顺应孩子胃肠道成熟和生长发育过程，一开始需要按照孩子的需求来实施。孩子出生后的最初几周内，我们鼓励妈妈每24小时进行8~12次喂养。因为孩子快速生长发育需要大量乳汁来满足能量和营养的需求，必须通过高频率的摄乳，才能实现足量饮食。

按需喂养，饥饿是基础

新生儿出生时，具备了良好的哺乳反射反应和饥饿感知，随着成长和智力发育，孩子胃排空后，会通过行为表情来传达饥饿的信号。在饥饿的早期他会有警觉，身体活动增加，脸部表情逐渐增多，后续则会用哭闹等行为表现饥饿。所以，饥饿引起哭闹时应及时喂哺，不要限制喂奶次数和时间，特别是3月龄以内的孩子每天喂奶的次数可能在8次以上，出生后的最初阶段会在10次以上。随着孩子的生长进程，喂养次数可以降至24小时8次，最长夜间无喂养睡眠可以达到5小时。

母乳喂养有规律

点点快1岁了,这几个月体重增长缓慢,还在母乳喂养,但没有规律,每天多达10次或更多,对辅食兴趣不大,辅食量也很少。

坚持了解孩子需求

坚持母乳喂养,不意味着不吃辅食或者没有喂养规律。随着月龄的增加,孩子需要从按需模式向规律喂养递进。孩子出生后2~4周就基本建立了自己的进食规律,父母应明确感知其进食规律的时间信息,了解宝宝的饥饿信号,按照宝宝的需求哺喂。

认真观察孩子进食规律

随着月龄进一步增加,孩子胃容量逐渐增加,单次摄乳量也随之增加,胃排空时间相应延长,意味着哺喂间隔则会相应延长,喂奶次数减少。

正常情况下,孩子会处于睡眠—饥饿—觉醒—哭闹—哺乳—睡眠的循环状态。但随着孩子月龄的增加,哺喂间隔时间延长后,孩子进食的规律性和节奏感就会更明显。

此时,顺应孩子的哺喂节奏,正是给孩子逐渐建立起规律哺喂、养成良好饮食习惯的好时机。

自然接受孩子的特点

孩子会出现个体差异,胃容量、每次哺乳时摄入乳量、睡眠状态都存在差异,顺应孩子表现出的饥饿反应进行哺喂,这样能够更好地兼顾足量摄乳、睡眠和生活规律等多方面需要。

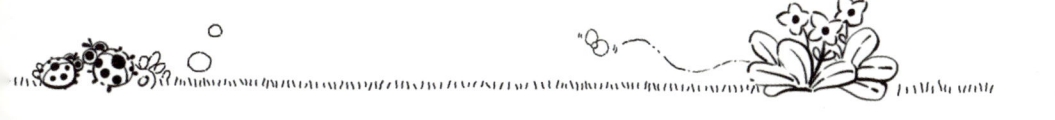

保证母乳的质与量

优质母乳怎么保证

凤婷在孕期就决定给宝宝母乳喂养,可是,她一直很困惑,自己在哺乳期应该怎样吃,才能够达到营养均衡,从而保证自己乳汁的质量呢?

每周吃够50种食物

妈妈的营养充足是泌乳的基础,而食物多样化是营养充足的基础。如果哺乳期妈妈营养不足,将会减少乳汁分泌量,降低乳汁质量。食物多样是平衡膳食、保证营养的基本原则。只有一日三餐食物多样,才有可能达到平衡膳食。建议一日三餐中,谷类、薯类、杂豆类的食物品种平均每天3~5种;素菜、菌藻和水果类的食物品种平均每天要达到4~10种;鱼禽肉蛋的食物品种平均每天要达到3~5种;奶、豆、坚果类的食物品种每天2~5种。这样一周需要吃够约50种食物,就能达到平衡膳食的目的。

安排合理食物,不过量

哺乳妈妈的蛋白质营养状况对泌乳有明显影响。一般动物性食物,如鱼、禽、蛋、瘦肉等可以提供丰富的优质蛋白质和一些重要的矿物质和维生素。为保证乳汁中的碘、n-3长链多不饱和脂肪酸,如DHA和维生素A的含量,哺乳妈妈应该选用碘盐烹饪,适当摄入海带、紫菜、鱼、贝类等富含碘或DHA的海产品;适当增加富含维生素A的动物性食物,如动物肝脏、蛋黄等的摄入。每天喝500毫升左右的奶,每周吃1~2次动物血,增加蔬菜的摄入。但总体来说,哺乳期饮食也不应过量,以防止体重滞留,对母亲的长远健康造成影响。

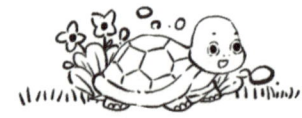

别让情绪影响母乳的质量

思雨的宝宝有1个月了，思雨一直母乳喂宝宝，乳汁量也比较正常了。这几天思雨总怀疑宝宝生病，虽然医生说宝宝没有什么问题，可是思雨总是担心，一连几夜没睡好，第二天，她惊讶地发现，自己的母乳变少了！

泌乳，与情绪有关

泌乳是一个复杂而且有多种激素参与的生理过程，而情绪是其中一个重要的方面。乳汁的分泌是乳房在哺乳妈妈的神经内分泌系统的调解下，特别是催乳素和催产素的作用和反射下所产生的生理过程。这个过程和孩子的吸吮刺激密切相关。可以说，孩子吸吮是催乳反射建立的基础。此外，泌乳反射还易受到妈妈思想、情绪的影响，担忧或者恐惧的情绪会抑制反射的建立，亦可阻止乳汁的流通。有研究发现，有抑郁倾向的妈妈比正常妈妈产后下奶更迟了一些。因此，妈妈的情绪心理、精神状态和睡眠情况等都会影响乳汁分泌。

善求助，不焦虑

很多妈妈会因为缺乏新生儿护理的技巧和母乳喂养的知识，而产生紧张、焦虑恐惧的情绪。此时，父母不妨多学习有关新生儿护理的知识，了解母乳喂养的好处和方法，从源头上解决焦虑的发生。

此外，妈妈还要善于求助，从而获得周围人的最大支持。比如，多跟家人和朋友沟通，争取必要的帮助和支持；还可以向专业人员咨询，听从专业人员的建议与指导；如果自己还是容易钻牛角尖或者有抑郁的倾向，不妨求助于专业的心理咨询师来释放压力。妈妈要记住，只有心情愉悦，才能确保母乳喂养的成功。

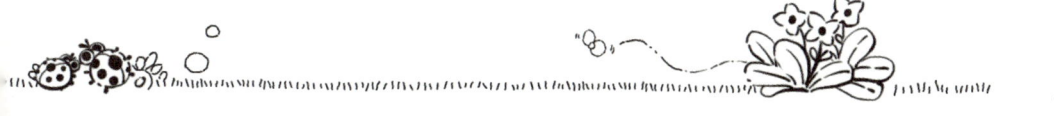

母乳多了也烦恼

小丽母乳喂养期间奶水太多,每次宝宝都只能吃完一侧,另外一侧还胀胀的呢,只有用手挤出来倒掉,可怎么办呢?

泌乳过多?存起来!

如果妈妈乳汁分泌过多或因为一些原因不能直接母乳喂养时,可用吸乳器抽吸乳房余下的乳汁,并将吸出来的乳汁放在专业储奶袋里,排尽空气,封闭保存。有以下两种方法:

冷藏室:如果12小时内给孩子喂养。冷藏室的不同地方、储存时间也是不一样的,具体情况见下表。

冷冻室:如果近期不会食用,可以放冷冻室保存。冷冻室里不同的位置和温度、储存时间是不一样的。具体情况见下表。

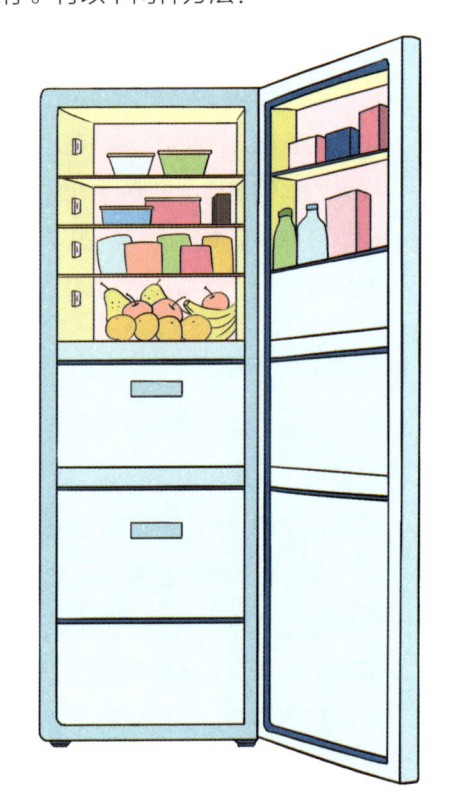

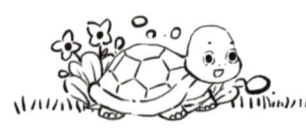

第二章 母乳喂养 给孩子的最好礼物

抽吸出来的母乳储存环境

场所	温度（℃）	时间
冰箱冷藏室（经常开关冰箱门或外在靠近门的位置的情况）	4	24小时
冰箱冷藏室（靠里位置，不常打开门的情况）	4	48小时
冰箱冷冻室（经常打开门）	-5~-15	3~6月
冰箱冷冻室（不经常打开门）	-20	6~12月
室温	25	4小时
携带式冰盒	15	24小时

母乳储存要注意

● 注意母乳抽吸、保存的过程要清洁。

● 冷冻母乳时，不要将容器盛满，乳汁占容器的3/4即可，以防冷冻后乳汁膨胀至容器破裂。

● 冷冻储藏前标上挤出乳汁的时间和数量。

● 母乳中含有抗感染的活细胞，储存母乳会轻微影响细胞功能，冷藏比冷冻的影响略小。建议根据需要储存的时间长短确定储存方式。

这样解冻，方便又安全

解冻母乳

方法1：先将储奶袋密封冷冻的母乳放在冷藏室里，等待母乳慢慢变成液体。

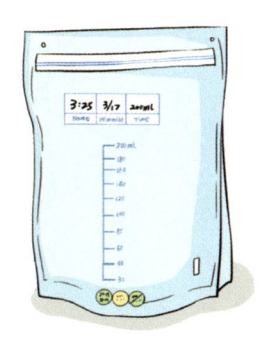

方法2：直接将储奶瓶（袋）放在温水中，缓慢解冻。

加热母乳

待到温度适宜，再去除储奶袋的封条，将经过冷藏或解冻后的母乳倒入杯子或奶瓶。

方法1：用温奶器快速加热，温奶器快速加热一般不会破坏母乳营养成分。

方法2：也可以将奶瓶放在装有37℃~40℃温水的容器中隔水加热。

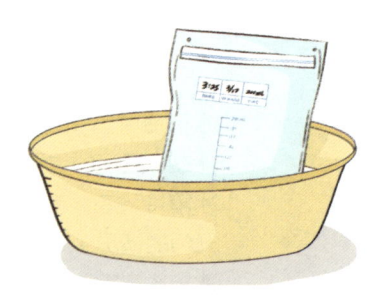

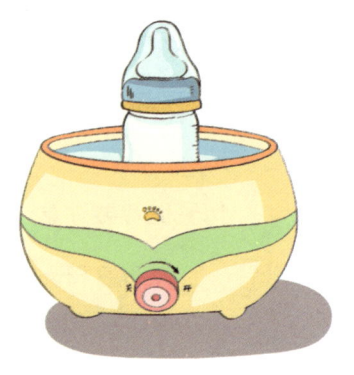

冷冻、加热要注意

- 如果储存奶出现分层现象，可以轻轻旋转容器，使不同成分混合，去除分层现象，但不要剧烈摇动。
- 温热冷冻母乳的过程不宜过快，否则会出现层析和腥味。
- 注意整个母乳复温过程要清洁。
- 冷冻母乳只能解冻一次，所以冷冻母乳最好在150毫升左右。

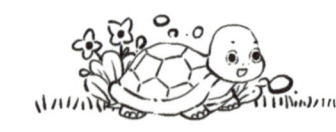

配方粉，无奈的选择

选择配方粉的情况

琪琪听说，哺乳会影响身材，让身材走样，心里暗自决定不母乳喂养。宝宝出生后，她就给宝宝选择了某知名品牌的配方粉，还安慰自己说："配方粉的娃娃长得高大，多好呀！"

配方粉，无法与母乳相媲美

婴儿配方粉是以婴幼儿营养需要和母乳成分研究资料为指导，用牛奶、羊奶、大豆蛋白为基础原料，经过一定配方设计和工艺而生产的，用于喂养不同生长发育阶段的健康婴儿。由于经过了一定的配方设计，对食物成分有调整和营养强化，所以，在婴幼儿喂养中，婴儿配方粉比普通的液态奶、成人奶粉、蛋白粉、豆奶粉，以及其他的普通食品具有更强的优势，可以减少直接用牛羊乳喂养婴儿的缺陷，基本满足婴儿生长发育的营养需求。

但是，无论经过怎样的配方设计和研发，都无法模拟母乳中一整套完美独特的营养和生物活性成分体系，如低聚糖、乳铁蛋白和免疫球蛋白等以及很多未知的活性成分。

哪些情况需要添加配方粉

- 孩子患有某些代谢性疾病。
- 妈妈患有某些传染性或精神性疾病。
- 乳汁分泌不足或无乳汁分泌等原因。
- 母乳喂养期间婴儿体重增长极为缓慢。

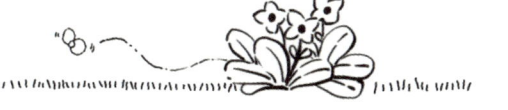

这样喂配方粉

米米是混合喂养的宝宝，常常需要补充一些配方粉。因为米米会先吃一些母乳，所以配方粉的量不固定，有时候多，有时候少，米米妈发愁，配方粉到底该冲多少合适？

孩子食量不一定与推荐量一致

因为推荐的食用量只是参考的平均值，孩子的食量有大有小，同一个孩子也会出现有时吃得多，有时吃得少的现象。混合喂养的孩子就更不好掌握了。其实，只要孩子生长发育在生长曲线的正常范围内，一直平缓上升，那么即使他吃得没有别的孩子多，也没有关系。

4小时一次，不必太拘泥

一般来说，配方粉包装上表明的喂奶间隔时间，4小时一次是平均推荐值。但是，每个宝宝的消化速度都不一样，早吃或晚吃一次都不会有太大的影响，不用那么刻板与教条化。

不过，父母也要在喂养过程中学着找到适合宝宝的喂养规律，建立属于孩子自己的喂养习惯和规律。

摸索配方粉的量

父母不妨稍微多冲调一些配方粉。如果孩子这次没有喝完，妈妈要注意观察一下剩下的量，多尝试几次并留心观察就知道宝宝每次喝多少了，取平均量，下次冲调就按照这个标准来准备就好。如果孩子把冲调的配方粉都喝完了，就说明这次喝的量有点少，下次多冲调一些。孩子在不断成长，使用配方粉的量也在不断变化，需要妈妈细心摸索。

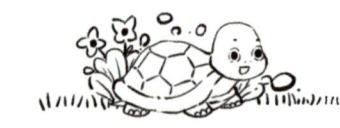

第二章 母乳喂养 给孩子的最好礼物

混合喂养：先母乳，后补配方粉

如果母乳喂养不够充足需要混合喂养，必须注意，每次添加配方粉之前要保证婴儿直接吸吮妈妈的乳房每侧至少10~15分钟。这样可以有效刺激母亲乳房分泌乳汁，不仅有利于母乳产生，还将避免孩子因为奶瓶喂养而出现对母乳喂养的抵制。

调制配方粉有讲究

一般来说，添加配方粉可以用温开水或纯净水调制。因为配方粉冲调过程不需要添加额外的矿物质，所以不需要矿泉水。

根据配方粉罐的说明，一定要先放水，再加粉，这样可以保证比例适合，最后按照加配方粉后的奶量记录孩子的摄入量。

水温一般不超过60℃，最好在40℃。配方粉冲调时，要左右摇晃，不要幅度太大，且现喂现冲调。

按照说明书上的建议冲调，不可冲调过稀或过稠。

如果没有特殊情况，配方粉里不需要加任何额外的糖、药或其他添加剂等。

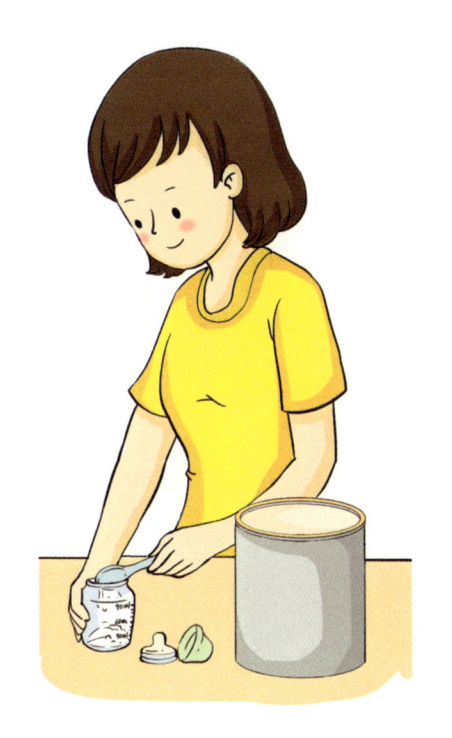

特殊医学用途配方粉

特殊配方粉，帮助宝宝度过特殊时期

4个月的娟娟是混合喂养。由于妈妈母乳不足，出生后很快就添加了配方粉，可是添加不到2个月，娟娟的身上就出现了红色脱屑的疹子。医生怀疑是过敏，建议更换氨基酸特殊婴幼儿配方粉。2周后，娟娟的皮疹基本消失，皮肤恢复润滑。坚持喂氨基酸特殊配方粉2个月后，改用深度水解蛋白配方粉，6个月时，再换成部分水解蛋白配方粉。现在娟娟1岁了，已经能接受蛋糕、奶酪等食物，对鸡蛋、鱼等也没有不良反应。

普通配方粉，不是所有孩子都适合

一般来说，普通的配方粉适合大多数孩子，但对于一些患有特殊疾病的孩子或处于疾病期间的健康孩子，普通的婴幼儿配方粉并不适合他们，而那些不同特点的婴幼儿特殊配方粉在这种情况下就能派上用场了。

父母如果发现普通婴幼儿配方粉使用过程中孩子出现生长缓慢、排便困难、大便带血、湿疹及其他不好解释的异常情况，都要及时咨询医生，看是否与配方粉喂养有关。

什么是特殊医学用途婴儿配方食品

特殊医学用途婴儿配方食品是针对患有特殊紊乱、疾病或医疗状况等特殊医学状况0~12月龄的婴儿的营养需求而设计制成的粉状或液态配方食品。在医生或临床营养师的指导下，单独食用或与其他食物配合食用时，其能量和营养成分能够满足0~6月龄特殊医学状况婴儿的生长发育需求。常见特殊医学用途婴儿配方食品的种类如下表所示。

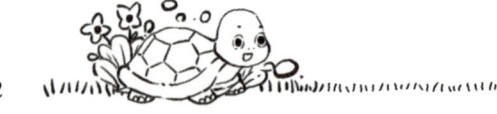

常见特殊医学用途婴儿配方食品

特殊配方粉	何种情况适用配方粉
部分水解蛋白配方粉	有家族过敏史的孩子，如果妈妈确实无法母乳喂养或母乳确实不足，需要添加配方粉，选用部分水解蛋白配方粉，能起到预防过敏的作用
深度水解蛋白配方粉	当孩子已经确诊为牛奶蛋白过敏时，可以用于治疗牛奶蛋白过敏引起的常见病症
氨基酸配方粉	氨基酸配方粉不含牛奶蛋白，可以用来诊断孩子是否对牛奶蛋白过敏，还可以作为治疗牛奶蛋白过敏期间的营养支持
无乳糖配方粉或低乳糖配方粉	乳糖不耐受孩子，常用于腹泻期间
早产/低出生体重婴儿配方粉	出生体重＜1500克，出生后体重未达5千克的婴儿
母乳营养补充剂	接受管饲瓶装母乳喂养期间的早产/低出生体重儿
氨基酸代谢障碍配方粉	氨基酸代谢障碍婴儿，例如丙苯酮尿症的孩子等

特别提醒：特殊配方粉应在医生指导下使用。

品种越来越多，针对性越来越强

现在，特殊婴幼儿配方粉品种越来越多，针对性也越来越强了。除了上面介绍的几种，还有针对早产儿、低出生体重儿的配方粉；针对肠道术后、化疗后、严重创伤后的肠内营养配方粉；针对食欲低下或进食困难的强化配方粉等。

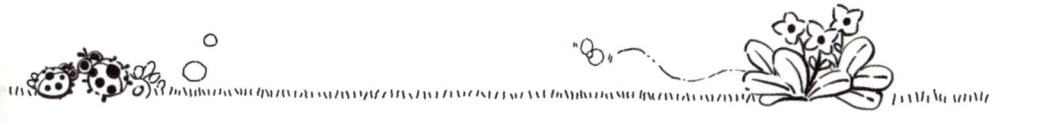

母乳喂养路上的小障碍

妈妈生病了

小妍一直给孩子母乳喂养,孰料,刚出月子,一个不留神,她就感冒了。这可怎么办?治病吧,担心影响母乳喂养,万一吃药,是不是会对孩子不好?于是,小妍硬扛了10多天,感冒才渐渐好了。

治疗,才能确保母乳喂养

妈妈母乳喂养期间一旦生病,肯定会陷入母乳喂养与治病的矛盾中。哺乳期母亲生病硬撑着未必是最佳选择。生病后应该请教医生,确定选择保守非药物治疗、药物治疗还是其他治疗方法。治疗期间根据具体情况可以考虑坚持母乳喂养还是暂停母乳喂养。只有治疗疾病才能保证母亲健康,也才能确保后续的母乳喂养。

服药,注意药物的标识

标识	含义
L1	非常安全
L2	比较安全
L3	基本安全
L4	可能存在危险
L5	使用该药物期间禁忌母乳喂养

需要注意的是,看病服药需要向医生说明自己正在哺乳期,具体用药需要遵医嘱。一般来说,药物说明书会有L1~L5标识,如果没有标识,最好找医生或药房咨询。如果服药期间需要暂停哺乳,要坚持定时用吸乳器吸出乳汁。停药24小时后将乳汁吸出后,再开始母乳喂养。

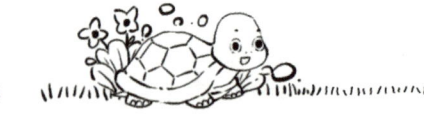

第二章 母乳喂养 给孩子的最好礼物

不能亲自喂养了

林溪已经纯母乳喂养2个多月了，她4个月以后准备上班，上班之后就不能亲自喂养了。林溪试着用奶瓶喂过1次宝宝，可宝宝哇哇大哭，就是不肯吃。林溪有点沮丧，拿不准是不是要提前让宝宝学会使用奶瓶？

奶瓶喂养，只是补充

母乳喂养妈妈有时候会遭遇奶瓶喂养的问题，比如生病不能亲自喂，出门不能按时给孩子喂奶，上班之后没法亲自母乳喂养，等等。奶瓶喂养是增加母乳喂养的一种方式，如果妈妈平时通过吸乳器抽吸储存了一些多余的乳汁，遇到特殊情况就不必紧张，可以通过奶瓶喂养储存的乳汁了。不过，奶瓶喂养不是母乳喂养下的常态，只是妈妈不能在家亲自喂养时的补充，我们还是提倡尽量亲自进行喂养。

奶瓶喂养，试试换个人

要注意的是，让孩子适应奶瓶喂养，请尝试让家庭中的其他成员使用奶瓶喂养孩子。妈妈用奶瓶喂养孩子容易造成孩子对奶瓶的排斥。因为孩子熟悉妈妈的气味，会生气妈妈不喂自己，会更加排斥奶瓶的喂养方式。

试试用小勺喂养

如果孩子特别排斥奶瓶，或者担心孩子出现乳头混淆，我们也可以尝试用柔软的小勺喂宝宝解冻好的乳汁。

更换配方粉，要小心

嘻嘻一直吃妈妈从美国海淘回来的某国外品牌配方粉，这两天，嘻嘻妈妈有点着急，眼看嘻嘻的口粮快吃完了，可是海淘的配方粉还没有到。闺蜜小桃说："换种配方粉吃吃吧，不同配方粉营养更全面！"

不同品牌配方粉，营养成分差不多

经常给孩子换不同品牌的配方粉并不能够让孩子得到更丰富的营养。因为，不同品牌的普通配方粉所含有的营养成分几乎都差不多，对孩子的发育和健康几乎不会有太大的影响。

随意更换，易消化不良

1岁以内的孩子消化系统发育不成熟，每种配方粉虽然营养成分差不多，但具体组成不同，随意更换孩子容易出现不耐受现象，引发消化不良、便秘或者腹泻的情况。

更换配方粉，逐步过渡

如果真的必须更换配方粉，且不是严重的疾病问题，可以在原来的配方粉中逐渐增加新配方粉的比例，经过3~7天逐渐过渡到所要更换的配方粉。

海外代购奶粉的风险

安全风险：购买途径是否可靠。

营养风险：国外的配方粉不一定适合中国孩子的体质。不同国家和地区的配方粉存在地区特异性。

信息风险：奶源、使用年龄段，普通配方还是特殊配方，是否有益生菌、益生元，调配比例等，父母一定要胸中有数。

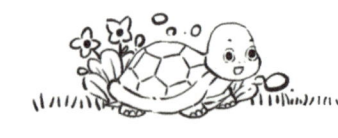

特殊配方粉转换成普通配方粉要谨慎

有些特殊情况下，比如孩子腹泻或者过敏时，他需要吃一段时间特殊医学用途婴儿配方食品，再逐渐过渡到普通的婴儿食品。由特殊配方过渡到普通配方时，根据情况不同，方式也存在一定区别，需要特别注意。常见的情况有以下两种：

● 腹泻康复后。转换配方粉时要将普通配方粉与无乳糖配方粉混合，逐渐增加普通配方粉比例。如果没有将两种配方粉混合，而只是每天增加普通配方粉的喂养次数，减少特殊配方粉的喂养次数，这样看似逐渐转换，可是孩子一旦不接受，一次喂养后就会出现腹泻现象。

第一天	正确做法 ✓			错误做法 ✗
	特殊配方粉		普通配方粉	
第一顿奶		9:1		特殊配方粉
第二顿奶		9:1		特殊配方粉
第三顿奶		9:1		普通配方粉
第四顿奶		9:1		特殊配方粉
第五顿奶		9:1		特殊配方粉

● 孩子出现过敏后。使用特殊配方粉要保持3~6个月，然后再由特殊配方粉逐渐转换成普通配方粉。配方粉的转换过程要循序渐进，由氨基酸→深度水解→部分水解→普通配方。每次转换必须由百分之十的比例开始采用混合式。出现怀疑过敏的症状时，立刻停止增加转换比例，如出现严重过敏反应则需要换回原有配方粉。

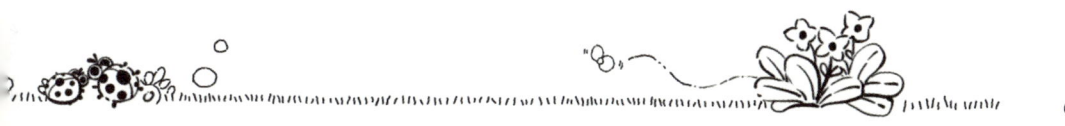

宝宝溢奶了

平平的宝宝1个月10天了,各方面都很健康,胃口好,长得也还可以,就是经常吐奶。这种情况该怎么办?需要看医生吗?

有点溢奶,没关系

一般来说,孩子出生头几个月,由于食道下段和贲门的括约肌较松弛,只要他稍微多吃一点或者吃后立即平卧,或者吃完使劲儿哭闹,奶就会从食管中返回来。

一种情况是,孩子一下子一口奶吐到正在喂养的父母胸前,或者吐到衣服上、床上。这种情况就是我们常说的吐奶。

另一种情况是,孩子把一口奶给咽回去了,没有吐出来。这时,我们往往会闻到孩子嘴里有酸味。

父母遇孩子吐奶,常常会很着急。其实,这是孩子喂养过程中的常见现象。其实有点溢奶没关系,只要孩子每次吐奶后并没有不适或痛苦的表现,吐出物中不含黄绿色胆汁,体重增长正常,尿量正常,一般4~6个月会自行好转。

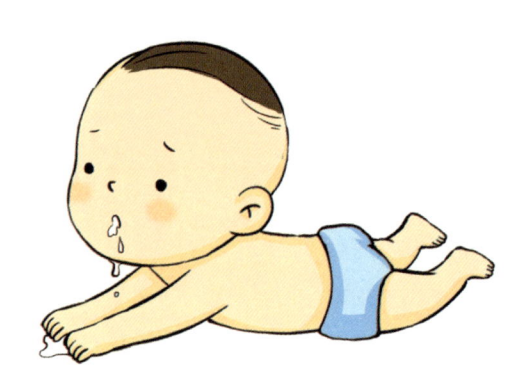

别竖抱，让孩子右侧卧

如果遇到孩子溢奶，千万别快速地竖着抱起来。因为竖抱起来嗓子眼位置低，孩子嘴里的奶容易呛进气管里面。

吃完奶尽可能采取右侧卧位。这样一旦孩子溢奶，可避免呛奶导致的吸入性肺炎和吐出的奶水误流入耳道里，引起中耳炎。

最好能够呈45°倾斜着

在孩子吃完奶之后，不需要竖抱拍嗝，父母只需要呈45°斜靠沙发，让孩子趴在父母身上，头趴在父母肩头即可。这样，孩子会比较舒服，即便有吞入的空气，也方便排出。

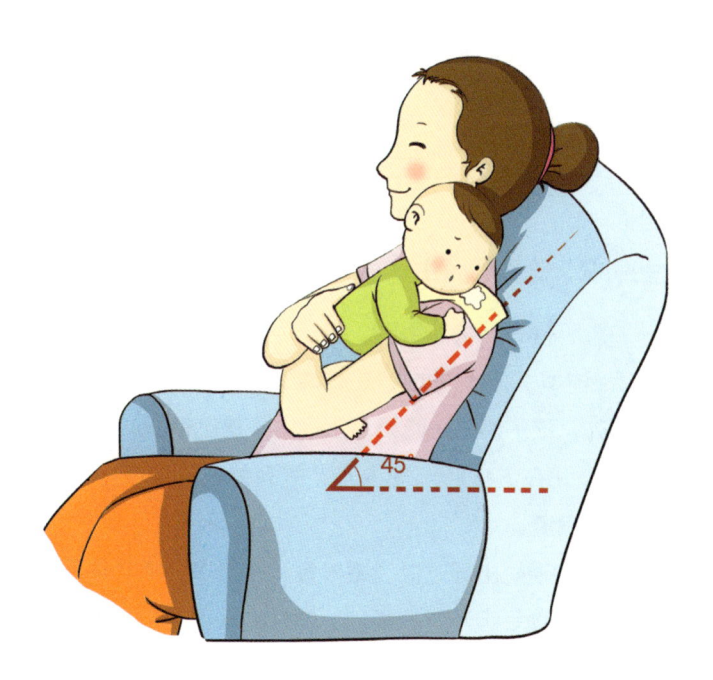

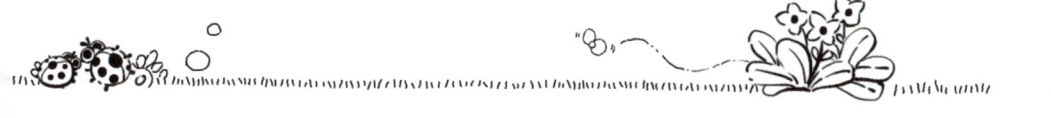

睡着了，让小床倾斜

如果孩子吃奶睡着了，可以让孩子右侧卧，放在抬高床头的小床上。现在很多新生儿小床有倾斜式的设计和考虑，如果孩子的小床不能调节，可以在靠近头部的床腿垫上东西，等到差不多30~60分钟，再把小床放平。

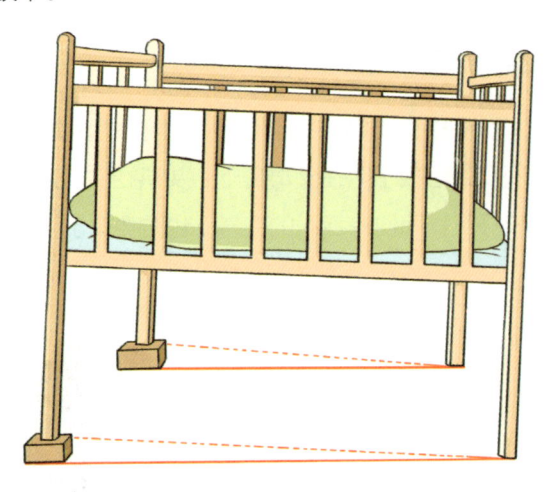

这些情况，需要看医生

如果所有的办法都用了，孩子还是频繁地吐奶，就需要找医生诊断是否跟牛奶过敏有关或者是其他的问题。

此外，孩子如果在吃奶后出现以下这些情况，也需要看医生。

● 婴儿在进食后出现溢奶，并有弓背现象或吃奶后平躺就会出现痛苦的表情。

● 每次喂奶出现呕吐，呕吐量越来越多，呕吐越来越用力。

● 呕吐物呈胆汁样的绿色、血性的红色或咖啡色。

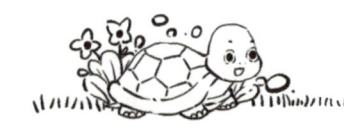

第三章

睡眠
自主无忧的开始

刚出生的孩子除了吃就是睡，一天的大部分时间里，小家伙都在美妙的睡眠状态中，请不要打扰他。随着孩子一天天地长大，睡眠时间会逐渐减少，睡眠规律慢慢形成。因此了解宝宝睡眠特征，掌握睡眠规律，可以帮助妈妈更好地解读孩子的需求；从小培养良好的睡眠习惯，会让孩子生长发育得更好。

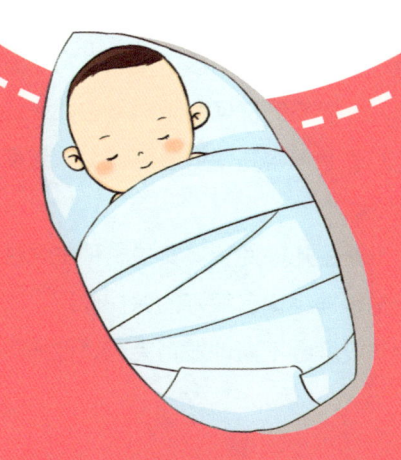

尊重孩子生物钟，养成睡眠规律

新生儿都是小小瞌睡虫

黄锦大龄生子，照顾宝宝可真是无微不至：白天宝宝睡觉的时候，她会特意给宝宝拉上窗帘，家里人不许随便走动，连说话都得轻声细语的。而到了晚上，她会一直开着小夜灯，随时观察着宝宝，生怕宝宝会出什么意外。宝宝一醒来就赶紧搂着、哄着。可即使如此小心翼翼地照顾着，宝宝还是很闹腾："白天宝宝呼呼大睡，连吃奶都要叫醒才行，可一到晚上他就特别精神，怎么也不睡，还特别爱哭，有时候到凌晨才会睡着。如此黑白颠倒的宝宝，真的是弄得全家人都崩溃。"

主要任务就是睡觉

新生儿一整天的大部分时间都在睡觉，一昼夜大约会睡上18～20个小时。给人的感觉是，孩子除了吃奶，几乎把所有的时间都献给了睡眠。确实如此。除了吃奶、排便、洗澡等，孩子其他时间处于完全清醒的状态很少，在来到这个世界的最初阶段中，他最主要的任务就是睡觉。

从生理上来说，睡眠可以使宝宝的大脑皮层得到充分休息而恢复其功能，所以充足的睡眠对孩子健康发育十分必要。新生儿的大脑皮层兴奋性低，外界来的任何刺激对新生儿来说都是过于强烈的，因此持续和重复的刺激很容易使他感到疲劳，致使大脑皮层兴奋性更加低下而进入睡眠状态。

睡眠对于新生儿来说，其实是一种生理性的自我保护，对新生儿的视觉、听觉等神经均有很好的保护作用。不过，随着宝宝月龄的增加，以及大脑皮层会不断地发育完善，他所需要的睡眠时间也会逐渐地缩短。

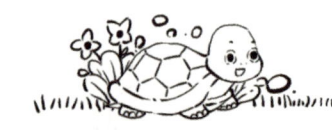

生物钟还不规律

经常会听到新手妈妈抱怨：我家的孩子生物钟日夜颠倒，白天睡觉，晚上精神特别好。

其实，出现这种情况也不奇怪：孩子出生前一直处于子宫黑暗的环境中，这会导致他刚出生时分不清白天和黑夜。

另外，父母错误的养育方式也会导致孩子黑白不分，比如上面提到的黄锦的做法就比较典型。

因此，在孩子出生之后，父母要尽早帮他建立起昼夜的概念，比如，白天的睡眠环境不要过于昏暗，需要保持适度的光亮，也不必过于安静。夜间的睡眠环境则应该尽量保持安静、灯光暗淡。大约在宝宝满月后不久，睡眠模式就可以逐步建立起来了。

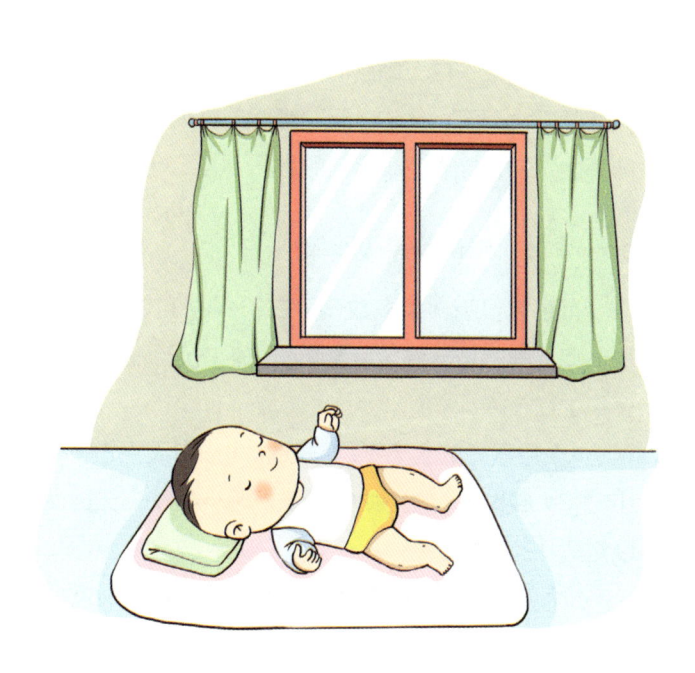

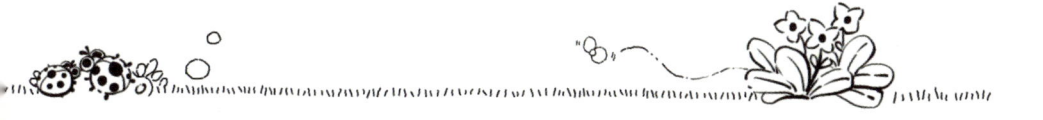

睡眠习惯早养成

冬冬快5个多月了。小家伙每天白天会睡上2次，晚上早早地入睡，早晨多数时候会和妈妈同步醒来，照顾起来很省心。说起冬冬的睡眠好习惯，其实和大人的刻意培养分不开，冬冬妈妈说："满月后，白天我们也不拉窗帘，大人该干吗干吗。等他睡醒了，我们会有意识地多逗他玩，别让他白天睡得太多，以免影响晚上的睡眠。而且每天晚上我们会按时让他睡觉，睡前会给他洗澡、按摩，然后关上灯，把他放入小床，让他自己慢慢入睡。"

1~3个月：白天睡眠慢慢缩短

随着孩子的生长发育，他的白天和夜晚的睡眠或觉醒时间也会慢慢发生变化。

其中，最重大的变化就是，孩子在夜间连续睡眠时间会逐渐延长。而且，孩子白天睡眠时间明显缩短，这样，孩子再也不是整天就知道呼呼大睡了，他的全天总睡眠时间明显缩短，会在白天清醒的时候开始认识和探索这个崭新的世界。

3~6个月：昼夜节律初形成

有研究显示，大多数孩子在3~6个月就初步形成了24小时的昼夜节律。睡眠与外界环境逐渐同步，白天清醒时间延长，睡眠时间更多集中在夜晚。

4个月孩子的全天平均睡眠时间和白天平均睡眠时间分别为13.8小时和4.6小时，这些数据已经说明：孩子白天已从睡眠状态转变为以觉醒状态为主。

5个月后，孩子的总睡眠时间和白天睡眠时间的下降趋势开始变缓，提示全天的昼夜节律基本形成。

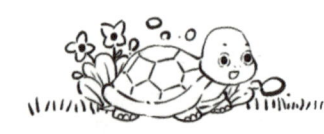

第三章 睡眠 自主无忧的开始

培养良好的睡眠习惯

婴幼儿期是孩子睡眠、觉醒模式和昼夜节律发展与形成的关键时期。因此，父母需要首先了解孩子睡眠的大致生物钟节律，再根据自己孩子的具体情况灵活调整，才能让孩子养成良好的睡眠习惯。

● 固定的睡眠仪式。妈妈要在每天晚上睡觉前建立一套仪式，有助于孩子早日形成睡眠规律。

比如，洗澡、唱歌或听舒缓的音乐、讲故事、换舒适的衣服和干净的尿布、调暗灯光等，使睡前有一段安静的时间，大约控制在20~25分钟。

● 不要抱着宝宝睡。不少孩子必须抱着才能入睡，非常磨人，其实，这是父母没给机会让孩子自己入睡。建议在孩子尚清醒或已犯困（有揉眼睛、打哈欠等表现）但未睡着的状态下，把孩子放在小床上，让孩子逐渐学会自己入睡。

妈妈不能总是把孩子抱在怀里，睡觉也是这样，抱着睡会使孩子养成一个习惯，认为被抱着才安全，一放下立刻就觉得不安全，当然就容易醒，不抱着就不睡觉。这样的做法，不仅折磨父母，也会让孩子的睡眠质量受到影响。

● 多种方式反复安抚。父母千万不要一直抱着孩子哄，可以采用温柔地拍拍、摇摇、摸摸头，同时用平稳、轻柔的声调安抚孩子，也可以短暂地离开，告诉孩子自己过会儿会回来。这样反复地安抚，孩子通常会在几天内就可以适应并学会自己安静下来，从而享受高质量的睡眠。

新生儿睡眠N个疑问

玥玥妈：宝宝太能睡了，担心他饿着，要不要叫醒他吃奶？
笑笑妈：我们睡觉必须用枕头，宝宝真的不需要吗？
香香妈：宝宝太难入睡了，可以使用摇篮吗？
……

宝宝除了吃就是睡，关于宝宝的睡眠很多父母都有这样那样的问题，搜集妈妈们最关心的一些热点问题，一起来看看。

担心他会饿，要不要叫醒吃奶

要叫醒喂奶。刚出生一两个星期的新生儿，如果距上一次吃奶时间已经过了4个小时还没有醒，那妈妈最好把孩子叫醒喂奶。

刚睡醒睁眼，就该喂奶吗

孩子刚睁眼，不一定是饿了。应该先确定孩子是不是饿了再决定是否喂他。妈妈可以看看他是不是贪婪地吸吮拳头或者衣角？他是不是转过头努力地寻找你的奶头？如果没有这些迹象，可能孩子还不饿，可以拍拍孩子让他继续睡一会儿。

新生儿要不要枕头

刚出生的孩子脊柱基本是直的，侧卧时头和身体也在同一平面，比较自然，没必要用枕头。如果怕孩子吐奶，也可以将上半身适当垫高一些。3个月后可以开始给孩子用枕头了。

可以使用摇篮哄睡吗

当然可以。不过，摇摇篮时也要适当注意，摇晃务必轻柔，一

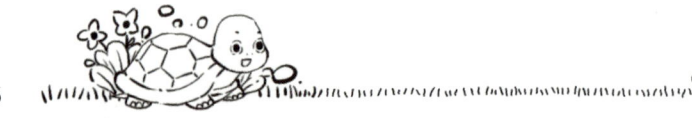

次持续的时间不宜过长，每天20分钟左右，在孩子平卧时用毛巾等物垫放于其头部两侧，可避免头部的震荡。

宝宝老要抱着睡，怎么办

可以先搂抱着宝宝躺在床上睡觉，让他感觉还是被妈妈抱着，之后逐渐改为用一只手搂着宝宝睡觉，最后，睡觉时妈妈可与宝宝同时躺在床上，并用手轻拍宝宝，哄他入睡。经过一段时间后，宝宝就能自己入睡了。

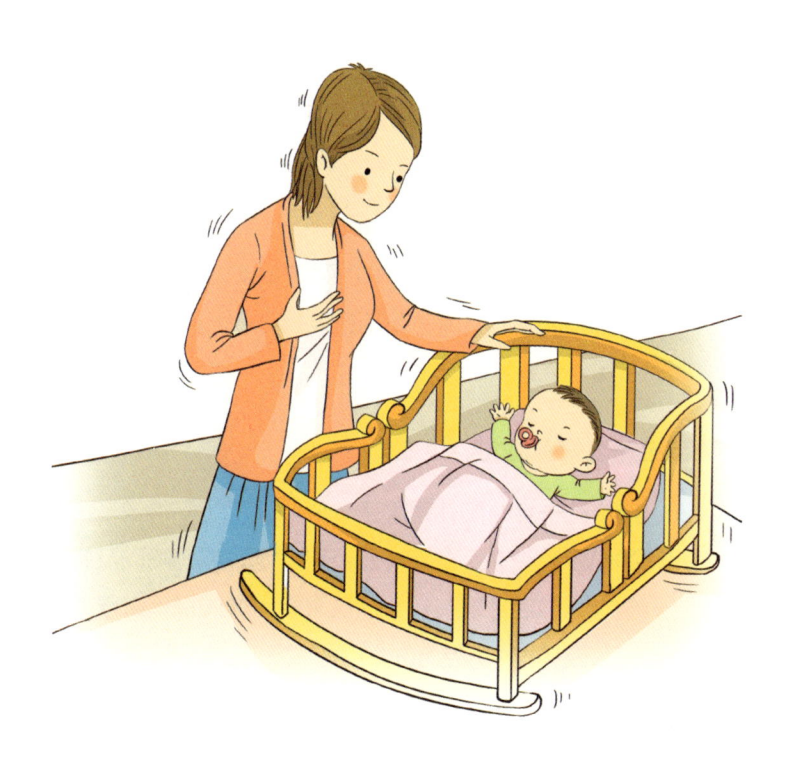

睡颠倒了，怎么办

需要慢慢让孩子知道，白天应该吃奶、玩耍，晚上则是睡眠的时间。比如，清晨打开窗帘，让自然的日光洒进来，或者播放轻柔的音乐唤醒宝宝。白天清醒时，尽可能多给宝宝一些良性的刺激，多逗他玩，多跟他说说话。白天让孩子小睡2~3次，但每次时间不宜过长。如果白天连续睡眠2小时以上，就需要轻柔地唤醒孩子，如拉拉他的小胳膊、小腿等。晚上快睡觉时，要把窗帘拉上，灯光调暗，保持安静，并进行一系列的睡前准备工作，比如洗漱、更衣、排便等。

宝宝睡眠模式的建立需要1个月左右的时间，这个过程需要妈妈保持耐心，也需要必要的坚持。

晚上每隔2个小时就要吃奶，是不是太频繁了

晚上宝宝每隔2个小时就醒来未必是饿了，也有可能宝宝是热了、渴了或哪里不舒服等，所以当宝宝醒来时，只要不是该喂奶的时间就不要急于喂奶，用低柔的声音安抚他，并轻轻拍拍他，或给他换块尿布，喂少量水，当宝宝听到妈妈熟悉的声音或不舒适的问题已解决就会重新入睡。

宝宝一吃奶就睡觉，这是为什么

宝宝吃一会儿奶就睡着了，说明他吃奶吃得很辛苦，要确认一下妈妈的奶量是否充足，乳头是否有问题，或奶嘴以及奶孔的大小是否适合宝宝，然后才能有针对性地采取有效的措施来帮助宝宝。在喂奶时也可以轻轻捏一捏宝宝的耳垂，或轻轻弹一弹宝宝的小脚心，这样做会适当延长宝宝吃奶的时间。

如何判断孩子睡得好

孩子的睡眠，别仅看时间长短

王蕊为了养好宝宝，看了好多的育儿书。她记得育儿书上说，2个月的宝宝每天至少应该睡18～20个小时，可是自己的宝宝怎么老是不达标啊。每天顶多能睡上16个小时就算不错了。自从满月后，宝宝基本就不怎么午睡了，早上醒得早，不到五六点就醒了，晚上差不多要到九十点钟才睡。奇怪的是，白天他精神不错，也不怎么哭闹，喜欢大家逗他玩，胃口也挺好的。只是，王蕊有点担心，他睡觉的时间比别的宝宝都少，这会不会影响他的生长发育啊？

孩子的睡眠时间因年龄而不同

孩子睡眠时间的长短因年龄而异。新生儿除了哺乳时间外，几乎整天都在睡，随着大脑皮层的成熟，孩子逐渐出现觉醒与睡眠交替的现象。随着孩子的年龄逐渐增长，连续睡眠的时间会逐渐减少。

针对不同月龄孩子的睡眠时间，育儿书的确给出了睡眠时间表。不过，需要提醒的是，婴儿睡眠时间表的设计初衷是给专业人员或医学院的学生们用的，是想让他们知道孩子的基本睡眠规律，而且仅仅是作为参考来用的。实际上，每个孩子生长状态不同，所需要的睡眠时间也是不一样的。

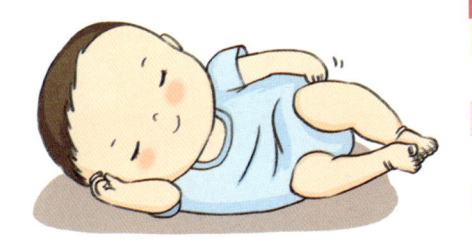

宝宝年龄	睡眠时间
新生宝宝	20～22个小时
2个月	18～20个小时
4个月	15～16个小时
8个月	14～15个小时
1岁	14个小时

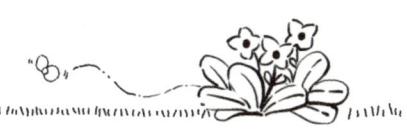

睡眠时间存在个体差异

应该说，上面的睡眠时间表只是绝大多数孩子的睡眠规律，具体到每一个孩子仍有较大的个体差异，因此，妈妈不要将每个孩子的时间进行比较或是拿书本来生搬硬套。比如，有的孩子气质类型决定了他可能就是睡得少一些。父母把握一个基本原则是，只要孩子的精神状态好、食欲正常，没有消化方面的问题，体重增长良好就可以，不必纠结时间长短。但是如果孩子睡眠时间偏离得太多的话，父母就要多留心观察。比如，新生儿需要16～18个小时，如果自己的孩子只睡到12个小时，可能需要咨询一下医生，进行全面生长发育监测。

给宝宝做个睡眠日记

睡眠日记可以帮助察看宝宝睡觉或者不睡觉的方式，帮助观察宝宝的睡眠倾向和时间，有利于给宝宝建立睡眠习惯。

日期	总计睡眠时间	具体睡眠时间记录	具体睡眠情况记录（可以记录宝宝喂食、哭闹、醒着在婴儿床或在父母怀里的情况）
2017年5月1日	17个小时	2小时15分钟（10:45－13:30）……	吃母乳30分钟后小睡哭闹1小时，然后睡了……
2017年5月2日	16个小时	3小时5分钟（17:45－20:50）……	吃母乳时，渐渐入睡……
……	……	……	……
……	……	……	……
……	……	……	……

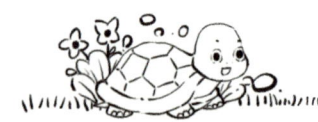

3个方面，判断孩子睡得好不好

乐乐妈："宝宝天生要多睡觉，晚睡、早睡倒是关系不大，只要他睡眠的总量够了就可以，但如果孩子睡眠时间没有达标的话，我觉得一定会影响他的生长发育。"

糖糖妈："我家宝宝虽然睡眠时间比较少，可他白天精神好啊，长得可壮实了，睡多睡少应该没什么关系吧。"

阳阳妈："我和他爸都是天生觉少的人，我家儿子可能也遗传我们了，所以，他不怎么爱睡觉，我们也不是很担心，可能每个孩子都不一样吧。"

新生儿绝大多数时间都是在睡眠中度过的。只有拥有高质量的睡眠，孩子才能健康发育，并促进情商发展。那么，如何才能判断孩子睡得够不够、好不好呢？

白天精力充沛

只要孩子白天显得精力充沛，反应灵敏，肤色红润，胃口好，说明睡眠时间充足；假如孩子白天情绪低落，爱哭闹，可能与睡觉时易醒、总爱翻身、睡得不踏实等因素有关。

食欲良好

睡得好，才能吃得香。通常来说，睡眠质量好的宝宝食欲都不差，吃奶会吃得津津有味。

生长发育不错

睡得好才能长得高，在正常的饮食情况下，睡眠充足的孩子，身长、体重会按月龄持续增长，其生长曲线有可能会领先于其他孩子。一旦生长曲线突然偏离正常轨迹，父母就要格外关注了。

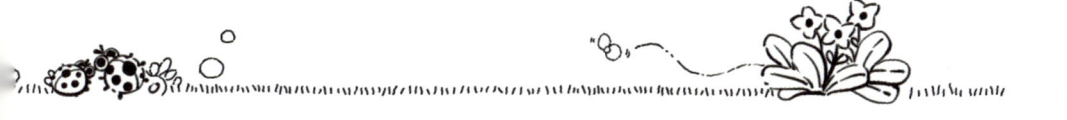

3个秘笈让孩子睡得更香

唐唐妈:"我家宝宝才6个月,睡觉可真是费劲儿呀。每次入睡要抱着摇,不能重了也不能轻,迷迷糊糊的似乎睡着了,轻轻放在床上又醒了,眼睛睁得老大地看着你,又得哄啊哄的,一晚能醒来5~6次,每次都得哄半天,真是太折磨人了。有什么好办法能让宝宝香香地睡上一大觉?"

随着孩子长大,每天睡眠的总时间会逐渐缩短。对于6个月的孩子来说,半夜醒来并且几分钟后再次入睡很常见。以下这些建议可以帮助孩子和你晚上睡得更好。

白天是游戏时间

在白天和孩子多交流、多玩耍,让他白天清醒的时候多一些,这样他夜里睡眠的时间就会延长。

半夜醒来,慢半拍处理

孩子半夜醒来,不要马上做出反应,先看看他能不能自己再次入睡。如果他一直哭闹,再看看是什么原因,他是饿了、尿湿了还是有别的需求,但不要开灯,也不要把他抱起来,更不能逗他玩。

保持安静

夜间睡觉保持安静,让宝宝知道现在是晚上,是睡觉的时间。此外,喂孩子或调整孩子睡姿时,动作尽量放轻柔,以免打扰孩子的睡眠状态。

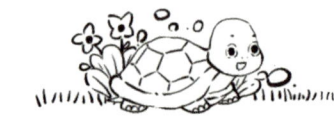

孩子睡眠的5个误区

宝宝睡得好，才能发育好。但是，由于父母对睡眠问题存在着一定的误解，实践中很容易影响孩子的睡眠质量。

误区1：只要睡够时间就行，早睡、晚睡无所谓

入睡越晚，浅睡眠所占的比例越多，深睡眠的比例就越少。而深睡眠和孩子的生长发育是直接相关的，因为生长激素主要是在深睡眠时期分泌的。因此，为了孩子更好地生长发育，请尽量让孩子早点入睡。

误区2：孩子睡软床更舒服

孩子应当睡木板床。孩子的骨骼有较柔软、弹性大、可塑性大的特点，如果让孩子长期睡在凹陷的软床上，会增加孩子脊柱的生理性弯曲度，使脊柱两旁的韧带和关节负担过重，不仅容易形成驼背，还有可能导致脊柱畸形。

误区3：夜间也要及时换尿布

为了及时更换尿布，频繁地查看孩子的尿湿情况，会打断孩子的正常睡眠。如果孩子在睡着时弄脏了纸尿裤，但他却仍然可以继续熟睡，就没有必要为了换纸尿裤把他弄醒。

误区4：孩子睡醒了就要及时安抚

研究证实，当孩子在夜里不肯睡觉，放声大哭时，你不要急着去安慰他，放任孩子哭闹一小段时间。这样做不但无害，而且能令孩子

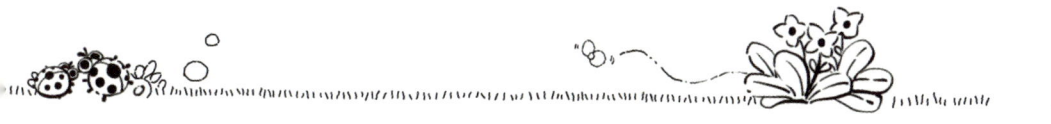

的睡眠习惯变得更好。但要注意的是，小于6个月的孩子最好还是别让他长时间哭闹，要及时给予安抚。

误区5：孩子睡父母中间更安全

恰恰相反，孩子睡在父母中间是很危险的。孩子不仅会呼吸到父母在睡眠中所呼出的废气，更糟糕的是，如果父母在夜晚睡眠中不小心将被子盖住孩子的头部，还可能会造成孩子窒息。最适合孩子睡眠的地方就是婴儿床，父母只要将婴儿床放在自己的床边就可以了。

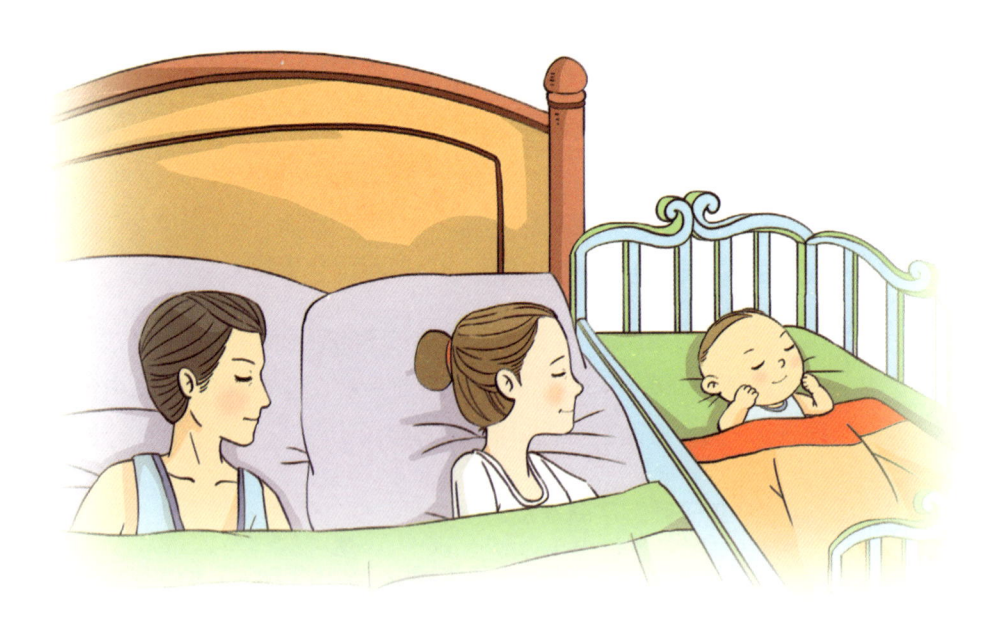

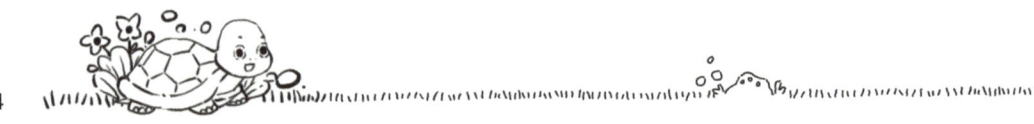

渐入夜眠，停止夜奶

夜奶要不要吃

甜甜眼看就要满5个月啦，可她每天夜里还是会哭着醒来要奶喝，这让甜甜妈很纠结：不给喝吧，怕把宝宝饿坏了；给喝吧，总是醒来喝奶，担心甜甜睡眠不足会影响生长发育，同时自己的休息也大受影响。妈妈会不由自主地心生焦虑：宝宝要吃夜奶到什么时候？什么情况下可以断夜奶？长期吃夜奶会不会影响宝宝的生长发育？

新生儿，理所应当喝夜奶

刚出生不久的孩子喝夜奶是十分正常的。小人儿胃容量很小，大约只有30毫升（比乒乓球略小），身体发育又快，所以总是吃了又吃。新生儿每天需要吃8~12次奶，按需喂养就意味着夜里也要随时给孩子喂奶。一般来说，妈妈在夜间差不多每3小时就要喂一次。最新研究发现，新生儿频繁喝奶看似干扰了妈妈的休息，但宝宝的频繁吸吮可以刺激母亲泌乳素的分泌，反而可以起到让妈妈放松和催眠的作用，这个阶段应该鼓励喂夜奶。

孩子满月后，胃容量增加了3倍多，喂养次数可以逐步减少，母乳喂养从按需喂养过渡到按时喂养，夜间喂奶的次数开始减少。

何时断夜奶，因宝宝而异

很多妈妈都关心孩子何时可以睡整夜觉这个问题。关心这个问题之前，家长首先应考虑孩子进食和生长发育情况。如果进食和生长都正常，且夜间睡觉非常好，几个月后就可以不必刻意夜间按时叫醒孩子喂奶。孩子睡眠时代谢慢，消耗少，且生长激素相对旺盛，对生长非常有利，没有必要担心孩子。

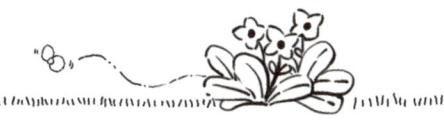

如果孩子夜间自主醒来要喝奶，首先要确定喝奶量。如果此次喝奶量与每次相同，说明孩子还是饿了，应当坚持夜间喂养。如果喝奶量少了，仅是安慰性的，可以逐渐往后拖延夜间喂奶时间，进而逐渐剔除此次夜间喂奶。是否再需要夜间喂奶要与孩子实际情况相对应，切不可与其他孩子攀比，或规定孩子何时必须停止夜间喂养。

如何区别饥饿性和安慰性吃夜奶

如何区分孩子是安慰性吃夜奶，还是为了生长发育的饥饿性吃夜奶呢？根据孩子的月龄，观察孩子夜间的吃奶量是关键。如果孩子夜间醒来的吃奶量和白天或往常夜间的吃奶量差不多，就说明孩子确实是饿了才要吃奶；如果吃奶量明显减少，或者吃上几口就睡着了，也没有很快醒来又要吃，并且孩子的体重、身长等指标在正常范围内增长，那就说明随着胃容量的增加，孩子已经不再需要夜间喂奶了。

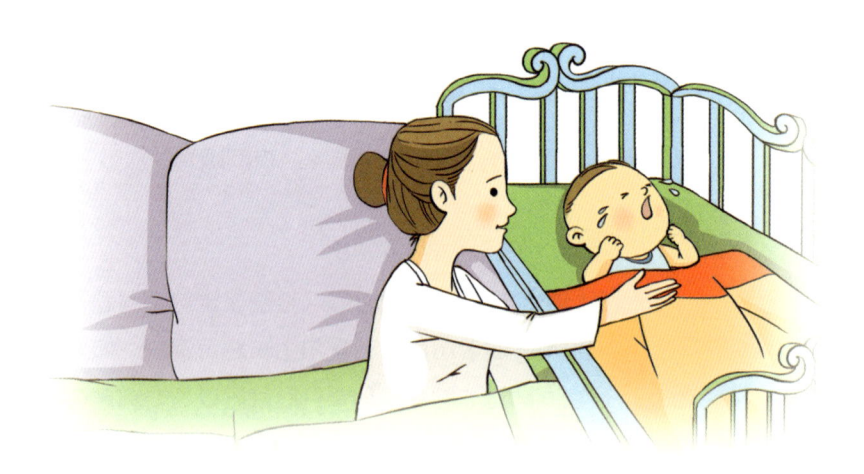

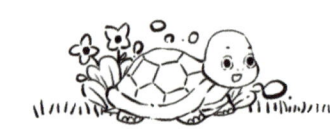

慢慢戒掉夜奶

为了戒掉宝宝的夜奶，栋栋妈真是费尽心思，可每次都是无功而返：5个月的时候想断，可是因为宝宝突然感冒而不了了之，7个月时想着该断了，可她又开始长牙了，看着她各种难受，栋栋妈心又软了……如今宝宝快1岁啦，还在吃夜奶。

讲究方法，逐渐拉长喂夜奶的时间

临睡前的一顿奶要喂足。夜间孩子醒来吃奶，妈妈如果感觉孩子的吃奶量减少，吃一会儿就睡着了，下次就可以逐渐往后拖延喂奶的时间，直至可以到清晨再喂孩子。

别搂着孩子睡，尽量坐着喂奶。很多长期吃夜奶的宝宝，都是挨在妈妈身边一起睡的。很多妈妈喜欢躺着喂奶。如果是因为剖宫产之后起身不便，可以暂时使用侧卧姿势喂奶。但如果是因为困倦、懒得坐起来喂，就让宝宝睡在自己身边，以便随时躺着吃奶，很容易让孩子形成对妈妈乳房、乳头、肌肤、气味等的心理依赖。宝宝夜间醒来，如果每次都习惯吃上几口奶才能安睡，夜奶就成了一种心理安慰。因此，妈妈要尽可能坐着，抱着宝宝专心喂，喂饱了拍拍嗝，然后把宝宝放回小床安睡。

逐渐拉长喂夜奶的时间。如果孩子一直习惯吃夜奶，可逐渐拉长喂夜奶时间间隔，直到戒掉。孩子每次夜醒之后，先试着轻拍几下，尽量不要抱起来，看孩子能否继续入睡，或者让爸爸或者其他家人来轻轻安抚一下。最初几天肯定会遇到困难，但是坚持一下，逐渐延长喂奶间隔，最终调整到最适合的夜间喂养状态。

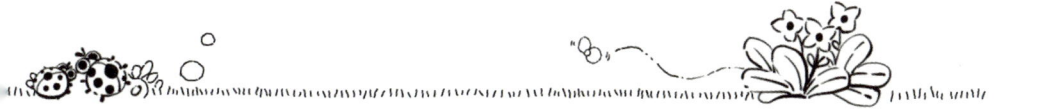

慢慢来，别强行给孩子戒夜奶

晚上可由家人照顾孩子。对于夜间多次吃奶，而且有安抚性吃奶现象的孩子，妈妈可掌握时机控制喂奶次数，其余由爸爸或其他家人帮助解决。这样，妈妈既可得到很好休息，又尽可能保证孩子的睡眠。

平时多陪陪孩子。妈妈下班后要尽量多陪孩子做亲子游戏，在孩子睡觉前给他洗澡、做抚触、唱儿歌、讲故事，喂饱孩子后抓紧时间一起休息。夜间喂奶不是满足和安慰孩子的好方式，同享优质睡眠才更有利于孩子的健康成长。

多找找原因。虽然我们都希望孩子夜间能够睡长觉，但是还要结合孩子的具体情况而定。孩子需要夜奶，除了真正饥饿原因外，还有肠绞痛等造成的胃肠不适，对母乳喂养依赖等原因。如果发现夜奶过频，同时每次夜奶时间很短，应该考虑原因，必要时可请教医生。

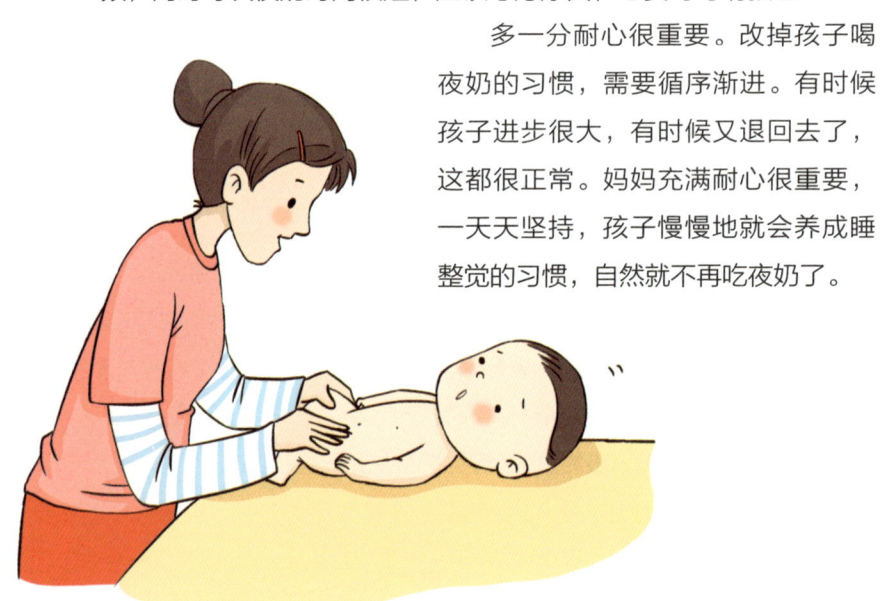

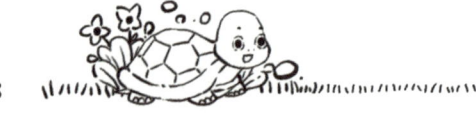

多一分耐心很重要。改掉孩子喝夜奶的习惯，需要循序渐进。有时候孩子进步很大，有时候又退回去了，这都很正常。妈妈充满耐心很重要，一天天坚持，孩子慢慢地就会养成睡整觉的习惯，自然就不再吃夜奶了。

爱哭闹，睡不好怎么办

睡觉爱哭闹，可能是身体不舒服

豆豆出生快2个月了。最近，小家伙爱哭闹。爸爸妈妈担心她是饿了或是尿布湿了，可是喂奶、换尿布都不管用。每次喂奶和躺下时，哭得更厉害了，弄得爸爸妈妈手足无措，疲惫不堪。没过几天，她开始发起了低烧，耳朵开始流脓水。原来宝宝是患上中耳炎了。

宝宝啼哭背后的原因

1岁以内的孩子虽然不会说话，但是他们会用哭声来表达自己。当孩子哭闹时，首先应考虑是否由于奶量不足、过度喂养、尿布潮湿、衣被过热或过冷、体位不适、排便不适等生理和外界刺激引起，或是因为要抱、要哄等要求未能满足造成。如果上面提到的因素都纠正后，宝宝仍哭闹不止，则需要考虑详细检查有无病理现象。比如，皮肤瘙痒、佝偻病、贫血、中耳炎、疝气嵌顿等，这些情况都有可能造成宝宝烦躁不安、啼哭。

孩子爱哭闹，警惕肠绞痛

孩子出现频繁"饥饿"，通过吸吮能够缓解，是典型的"肠绞痛"。"三三三"制原则能判断孩子是否为肠绞痛，即营养充足的健康孩子每天哭闹至少3个小时，每周哭闹至少3天，症状发作超过3周。不过，现在医学界对于肠绞痛的标准正在放宽，只要符合"三三一"原则，即孩子哭闹每天超过3小时以上，每周哭闹超过3天，持续一周以上就可以了。婴儿肠绞痛时，父母到底该怎么办？后面章节会详细介绍如何识别肠绞痛，如何通过5种体位等方法（简称5S法）帮助孩子缓解疼痛，并安静下来。

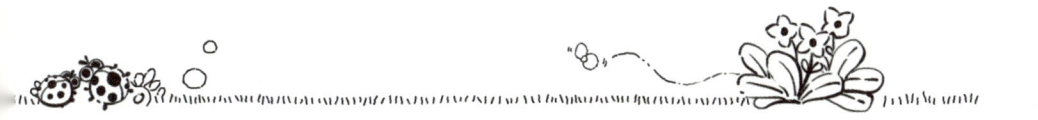

温暖襁褓，踏实睡眠

冬冬妈：宝宝3个多月了，婆婆要给孩子打襁褓，说是暖和，孩子在里面有安全感，睡得会更香。我觉得好奇怪，这么小的孩子，真的需要给他包裹得紧紧的吗？

孩子爱哭闹，睡不好，给他打个襁褓，他就能平静地入睡了。为什么孩子如此依恋襁褓？来看看孩子喜欢襁褓的3个理由。

襁褓可以防止孩子惊跳

孩子刚出生时，神经系统发育还不完善，尤其是神经髓鞘尚未形成，受到外来声音、摇动等刺激时，很容易发生全身反应，好似受到"惊吓"一样，从而影响睡眠。襁褓则可以稳定住孩子的四肢，防止孩子惊跳，让他睡得安稳。

襁褓给孩子带来安全感

孩子在安全、温暖的子宫里待了9个月，出生后，虽说小手小脚可以自由地活动了，但少了子宫的"拥抱"，孩子会感到缺乏安全感。襁褓能帮助孩子再现胎儿时的模拟环境，给他带来安全感。

襁褓让孩子更暖和

孩子体表面积相对较大，散热快，独自睡在小床上，容易感觉到冷，晚上和冬季更是如此。把孩子包在襁褓里，能让孩子感到既暖和又睡得踏实。

打襁褓的小秘密

苗苗妈：宝宝刚2个月，睡眠不好，医生建议给孩子打襁褓。婆婆赶紧行动，可是我感觉给孩子包得好紧啊，感觉襁褓跟蜡烛包很像一回事啊。到底如何正确地给宝宝打襁褓呢？有哪些注意事项？

4步骤打个舒服的襁褓

虽然打襁褓对孩子的好处多多，可是，对于新手妈妈们来说，要想把襁褓打得牢，又松紧适宜，还是需要学习的。

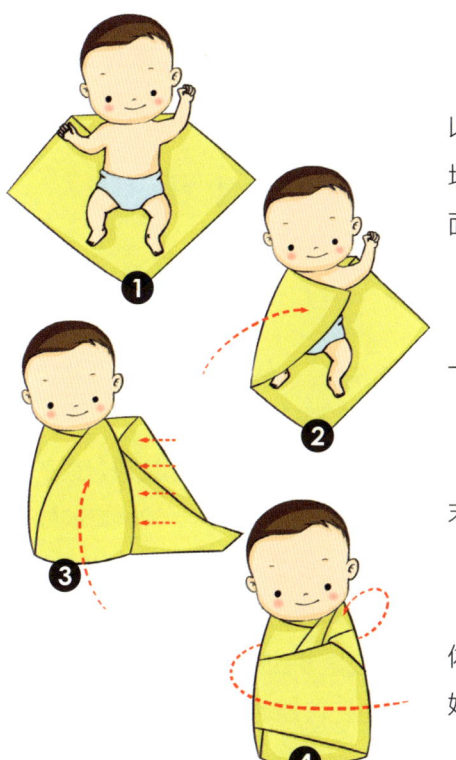

第1步：将孩子放在合适的位置。

取一块长方形的毛巾（大浴巾就可以），将一角折起来，把孩子放在折起来的地方，注意要让孩子的头部刚好处于折角上面的位置。

第2步：先包一侧。

提起孩子身子一侧的毛巾，贴着孩子的一侧肩膀折起来，压在另一侧的身子下。

第3步：包好脚下。

提起孩子脚下的毛巾往上叠，把毛巾的末端塞进一侧折叠的地方。

第4步：包好另一侧。

把毛巾的另一侧包过来，盖住孩子的身体，然后压在另一侧身下，这个襁褓就算打好了。

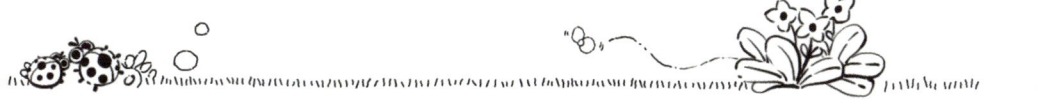

打襁褓，要注意什么

新生儿适应环境的能力会逐渐增强，在环境温度适宜的情况下，不必将孩子包裹得过于严实，包布也不用过厚。

不要包裹太紧，否则孩子容易出汗，刺激皮肤，使皮肤发红，甚至引发皮肤感染。

想偷懒的妈妈可在市场上购买较宽松、柔软、下方有开口的睡袋当作襁褓，既便于换尿布，又保暖。

不必要一整天都打襁褓。包襁褓的时间段选择在孩子吃奶、睡觉和休息时，其他时候一定要给孩子不受限制的自由。

对那些特别容易惊醒的新生儿，可使用包被将孩子包裹起来，但千万不可包得过紧，宽松才能使新生宝宝在温暖、舒适的环境中成长。

如果孩子开始不愿包襁褓，并踢掉毯子，或者自己可以翻身了，这时就应该停止使用襁褓了。

襁褓 ≠ 蜡烛包

襁褓松紧适宜，跟蜡烛包不是一个东西。蜡烛包把孩子的胳膊、腿拉直，然后紧紧地用小被子包住。

为什么不提倡给孩子包蜡烛包呢？这是因为长期打蜡烛包对孩子的身体发育非常不利。首先，蜡烛包会把孩子包得太紧，这会影响他肺的发育和呼吸系统，使肺部抵抗力降低，发生肺部感染的机会大大增加。其次，蜡烛包也会压迫腹部，影响胃和肠道的蠕动，使孩子消化功能降低从而影响食欲；由于蜡烛包会限制四肢活动，更不利于四肢骨骼、肌肉的发育。最后，打蜡烛包还可能诱发新生儿髋关节脱位，影响髋臼的发育。

第四章

解码
便便的学问

便便是孩子健康的风向标。从认识便便，到了解便便，你将开始研究便便的大学问。你可以辨别纸尿裤的好与坏；了解尿布疹的形成和处理；走出肠绞痛的误区，并尝试用5S法安抚肠绞痛的孩子……慢慢地科学育儿知识将融入你全新的育儿生活，让你成为孩子的"便便"专家。

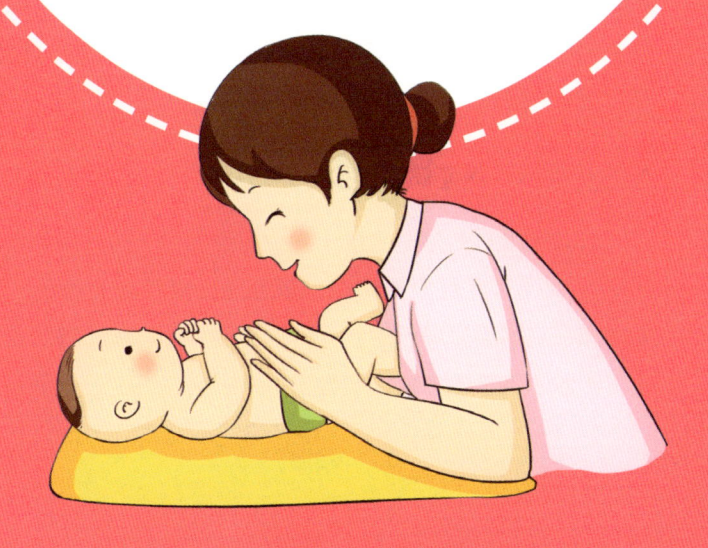

认识便便，不紧张

便便来了

当嘟嘟妈打开嘟嘟的纸尿裤，第一次发现了嘟嘟的便便时，好疑惑：为什么嘟嘟第一次的便便那么黑啊？难道便便不应该是黄色的吗？会不会有什么问题？嘟嘟妈赶紧找护士请教。

第一次便便什么时候来

正常的新生儿通常在出生后24小时内开始排便，胎便呈黏稠状，颜色看上去黑黑的，没有臭味。通常2~3天后，孩子的胎便就会排完，这种颜色怪怪的大便就不会再出现了，取而代之的是正常颜色的大便。

母乳喂养，便便又软又多

如果给孩子喂的是母乳，胎便排尽后，孩子的大便会变成金黄色的软糊便。一般吃母乳的孩子大便比较多，1天要排几次便，多的甚至达到10~12次；也有少数吃母乳的孩子大便比较少，两三天才排1次便，甚至1周才排1次，大便没有明显的臭味。

配方粉喂养，便便偏干又少

配方粉喂养的孩子大便比较少，通常每天排一两次便，有的孩子2天排1次便，而且大便偏干，颜色呈土黄色或金黄色，有酸臭味。有的孩子有时会排绿色的大便，这是因为配方粉的铁质含量相对高一些，吸收不完全的多余铁质会随大便排出，所以大便呈绿色。

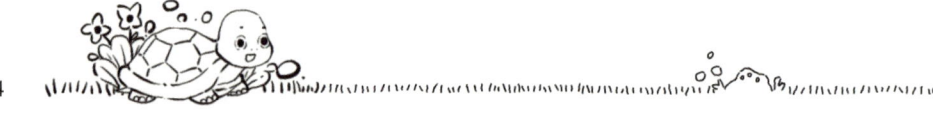

不用天天盯着便便看

毛毛出生后，他的吃和拉就成了妈妈关注的头等大事。每次毛毛大便，妈妈都要仔细查看大便的颜色，闻闻大便的味道，记下每天大便的时间和次数，还把大便用手机拍下来，一到诊所就把手机里的大便照片给医生看："您给我看看，这样的大便正常吗？""宝宝昨天大便了2次，今天大便了4次，是不是有问题？"……

便便间隔时间长不等于便秘

每个孩子的排便规律都不一样，个体差异性很大。同样是吃母乳，有的孩子一天大便七八次，有的孩子两三天甚至一周才大便一次。只要大便不硬，很容易排出，就是正常的。大便间隔时间长不等于便秘，便秘是指大便干结，排便费劲，不是指间隔长。所以，家长不必太纠结孩子的大便次数是多是少，今天多点，明天少点，都是正常的。

便便颜色如何观察

大便的颜色是需要观察，但只要不是出现白色便或酱红色便、血丝便，就不用担心。大便颜色发绿、有奶瓣都是正常现象。

生长正常，便便就没问题

孩子的大便是否正常，最好的办法就是通过孩子的日常生活来做综合判断。如果孩子吃得好，睡得好，玩得好，长得也好，那就说明他的排泄也是正常的，就不用担心。所以，父母要做的，是认真观察孩子的排便情况，了解孩子的排便习惯，而不是控制孩子的排便习惯，天天盯着大便那些事儿。

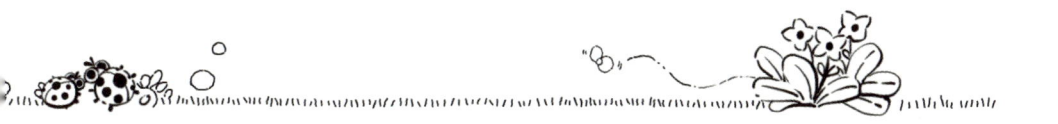

了解便便，不猜疑

正常便、异常便

妞妞已经15天了，吃得好，睡得好，让妈妈很省心。可是，这两天，妈妈有了烦心事，因为妞妞的便便问题。妈妈每次给妞妞换纸尿裤时，总是发现纸尿裤上有一些便便，怎么会这样，难道妞妞腹泻了？赶紧咨询医生，当听到医生说这种情况很正常时，妈妈才放心。

正常便便什么样

平时，孩子一天多次便便很正常。母乳喂养宝宝的大便次数较多，有的新生儿每次换尿布时，尿布上都会有少量大便。如果大便水分不多，没有黏液、血丝，这都属于正常现象，不用担心。

在便便中有奶瓣、食物残渣也很正常。母乳或配方粉喂养的孩子，大便中有时会出现一些白色的奶瓣，这是由于新生儿胃肠发育不完善，消化道的消化酶还不足，从而导致脂肪不能完全被消化而形成的。加了辅食的孩子，大便中有时会出现没有消化的食物残渣，这种现象也很正常。

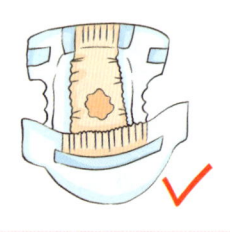

每次换尿布时，都会发现有少量的大便，这是一种正常现象。

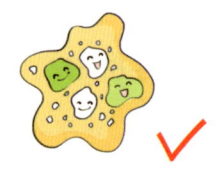

在便便里有白色的奶瓣、绿色的菜叶等未消化的食物残渣，也是正常的。

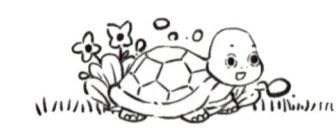

第四章 解码便便的学问

异常便便什么样

胎便迟迟不排出。足月的新生儿通常在出生后24小时内排出胎便，如果过了24小时，孩子还没有排出胎便，或4～5天后还没有正常的大便排出，这时要及时跟医生沟通。

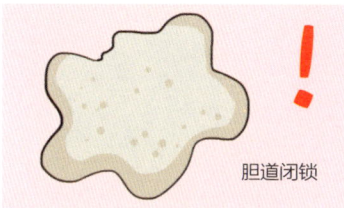

胆道闭锁

便便颜色变白了。孩子的大便有时发绿是正常的，但如果颜色变白，就不正常了。大便颜色变成灰白色，呈陶土样，孩子可能有胆道闭锁的问题，要及时带孩子去医院检查。

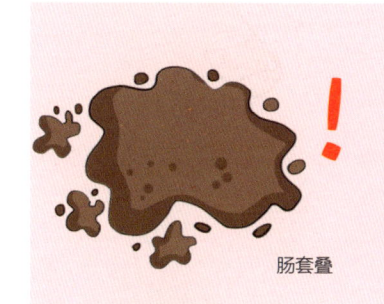

肠套叠

便便颜色变黑了。如果孩子已经排完胎便，大便已经是正常的黄色了，突然大便颜色又变成黑色柏油样或大便带血，也要引起注意，因为有消化道出血的可能。如果是像果酱一样的大便，有可能是肠套叠引起的，这是急症，一定要马上到急诊外科处理。

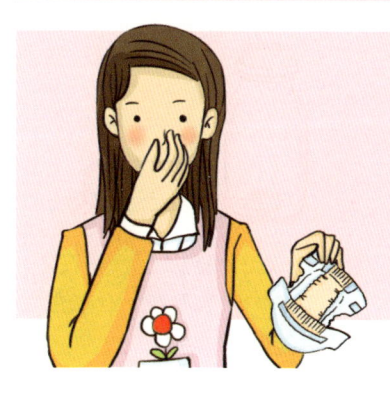

便便气味改变。大便有刺鼻的臭鸡蛋味，可能是蛋白质消化不良引起的。

97

便便检查，细节决定结果

妈妈给小艾换纸尿裤时，发现纸尿裤上有少许稀便，平时小艾的大便都是成形的，今天的大便有点稀，而且仔细看，里面好像还有红色的血丝。妈妈和姥姥商量了一下，决定带宝宝去医院就诊，并且把带有大便的纸尿裤也带上了，想着可能需要化验大便。可是到了医院，把纸尿裤拿给医生看时，那一点点的稀便早就被吸水性良好的纸尿裤给吸收了，根本无法取大便化验。

怎样取大便才有效

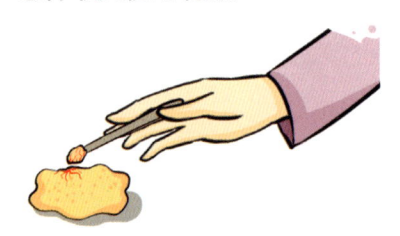

取：一定要选取有问题的部位，比如有黏液、脓血的部位，这样才能化验出问题来。如果取的不是可疑部位，化验结果可能就不准。

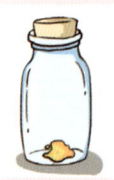

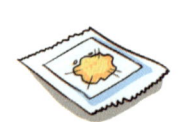

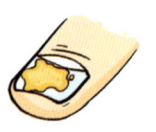

量：化验的大便量不用取太多，只需要半个指甲盖那么大就够了。

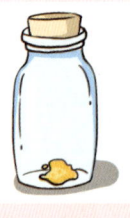

装：一定要把大便取出来，单独放在保鲜膜里或塑料瓶、塑料袋里带到医院，不能直接将有大便的纸尿裤或手纸带去医院。

时间：取完大便以后，要在2个小时之内送到医院，化验的结果才能保证准确。

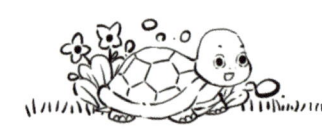

纸尿裤的学问

纸尿裤还是尿布

童童出生前,家里就为她的到来准备了大量的婴儿用品,当然了,尿布是必不可少的。奶奶呢,准备了柔软的棉布做成的尿布,妈妈呢,买了一大堆不同型号的纸尿裤。在给童童用尿布还是纸尿裤这个问题上,奶奶和妈妈各执一词,都有自己的理由,到底用哪样呢?

纸尿裤与尿布的优缺点

优缺点	纸尿裤	尿布
优点	方便。脏了换下来扔掉就行。 简单。操作简单,很快就能学会。 服帖。孩子的活动不会受限制,而且不会发生侧漏。 省时省力。把父母从洗尿布的劳动中解放出来,有更多的时间陪伴孩子和休息。	环保。可以重复使用。 费用低。相对于纸尿裤来说,花费要少得多。
缺点	不环保。纸尿裤是一次性的,会增加许多垃圾,给环境带来污染。 费用高。给孩子花在纸尿裤上的钱是一笔不小的开销。	费时费力。洗尿布要花费不少时间,增加了很多工作量。 操作复杂。要想把尿布包好,不会漏尿,需要掌握一定的技巧。

纸尿裤与尿布疹

童童奶奶之所以坚持要给童童用尿布，是有她的充分理由的："布的尿布透气，纸尿裤不透气，把宝宝的整个屁股包得严严的，宝宝容易红屁屁。你们年轻人啊，就是图省事，都不为宝宝着想。再说了，我买的可是质量最好的尿布，不是用旧衣服剪出来的，绝对又干净又舒服。"

真的像童童奶奶说的，纸尿裤会让宝宝得尿布疹吗？

尿布疹不怪纸尿裤

有的父母之所以不想给孩子用纸尿裤，是因为担心纸尿裤透气性不好，不如棉布的尿布好，容易使孩子患上尿布疹，也就是父母通常说的红屁屁。其实，我们来做个对比，就不会有这样的担心了。

纸尿裤通常有3层，贴着孩子小屁股的那一层是网络层，能够让尿液快速往下渗透。中间是吸水层，尿液主要留在这一层，而最外面的一层是保护层，保证尿液不会渗漏出去。孩子的皮肤接触到的是网络层，除非尿液已经过多了，否则不会湿湿地贴在屁股上。

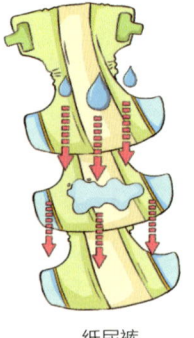

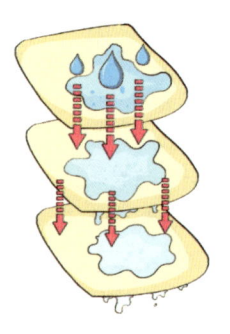

纸尿裤　　　　　　尿布

而尿布只有一层，这个一层的含义不是指只用一层，而是说不管尿布叠多厚，它的功能都是一样的，都是吸水层。只要孩子一尿尿，尿布全都湿了，除非马上就换掉，否则湿湿的尿布会紧紧贴在孩子的屁股上。

可见，纸尿裤可以长时间让小屁股保持干爽，使用它与使用尿布相比，完全没有增加出现尿布疹的可能。反而是尿布，如果更换不及时，更容易患尿布疹。

选对、用好纸尿裤是关键

其实，给孩子使用纸尿裤是现代生活的一种趋势，只要选对、用好，它就能成为父母的好帮手。

好品牌的纸尿裤是质量的保证，它的柔软度不比尿布差，而且渗透性强。有的纸尿裤还有尿湿的提示，还有的纸尿裤分男孩和女孩的不同类型，加上有各种型号，可选的很多，使用方便。

在使用纸尿裤时，不要一片纸尿裤包到底，纸尿裤变沉了，或者里面有大便了，就要更换一片新的。

选择好的纸尿裤，及时更换新的纸尿裤，孩子使用起来是非常安全的，即使有孩子出现红屁屁，也不是纸尿裤的错，而是其他原因造成的。

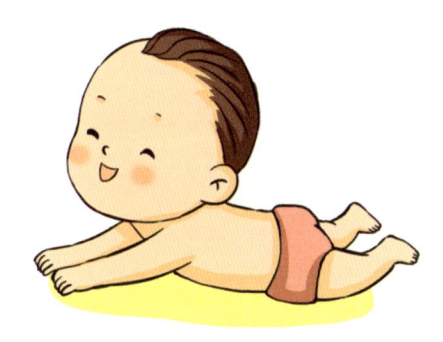

纸尿裤与罗圈腿

在用纸尿裤这个问题上，龙龙妈和龙龙姥姥一直有分歧。因为龙龙10个月了，一直用纸尿裤。姥姥说，不能一直给宝宝用纸尿裤，因为纸尿裤会把宝宝的两条腿撑开，时间长了腿都不直了，会变成罗圈腿。姥姥的担心让妈妈哭笑不得，这不是杞人忧天嘛！

1岁前，孩子天生"罗圈"

让孩子以最自然的姿势平躺在床上，就会发现孩子的腿并不是直的，而是有点儿罗圈腿。这样的腿形是天生的，尤其是刚出生的孩子更为明显。在孩子1岁之前，他的双腿都做不到完全并拢，中间会有一些缝隙很正常。可见，孩子所谓的罗圈腿是成长过程中的特殊的生理特点，穿不穿纸尿裤都一样。

纸尿裤很软，不影响孩子的腿形

父母可以拿一片新的纸尿裤，虽然裤裆处看起来比较宽，但用手将裤裆部分抓一下，你会发现抓起来后裤裆处是很窄的，根本不可能撑开双腿，所以完全不用担心它能撑开孩子的双腿，从而影响孩子的腿形。

2岁以后，告别纸尿裤

在这里要特别提醒父母的是，孩子如果比较大了还在穿纸尿裤，他走路时可能会养成不好的习惯。所以，一般在孩子2岁以后，可以训练他使用马桶，不要再穿纸尿裤了。因为这个时候，孩子已经能比较好地控制自己的大小便了，也没有必要再使用纸尿裤了。

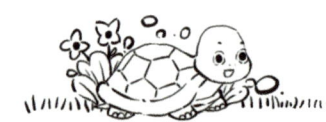

纸尿裤与不育

小文的儿子1岁了，从儿子出生开始，她就一直给儿子穿纸尿裤，作为一个职场妈妈，她非常感谢纸尿裤为她节约了大量时间，让她能够有更多的时间陪儿子玩。可是，同事的提醒却让她心里忐忑起来："听说男孩穿纸尿裤会影响将来的生育能力，你还是别给孩子穿了！"

阴囊有调节温度的能力

有人说，男孩经常穿纸尿裤，生殖器被捂在纸尿裤里，会造成局部温度过高，可能会影响孩子将来的生育能力。但到目前为止，还没有证据说明使用纸尿裤与男性不育有关。其实，阴囊有调节温度的能力，小便没排出前，阴囊的温度相对高一些，而小便排出后，阴囊的温度就会降至室温水平，不会一直处于高温水平。

两种尿布都会减少散热

无论是使用尿布还是纸尿裤，都会减少散热，并不只是纸尿裤的问题。国外使用纸尿裤已经几十年了，并没有数据显示会使孩子未来的生殖能力受到影响。其实，正确使用纸尿裤，并不会对孩子将来的生殖健康产生不良影响。

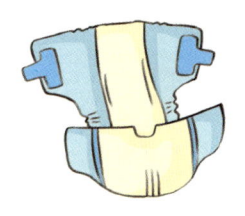

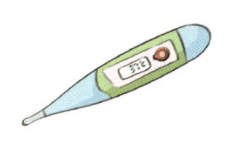

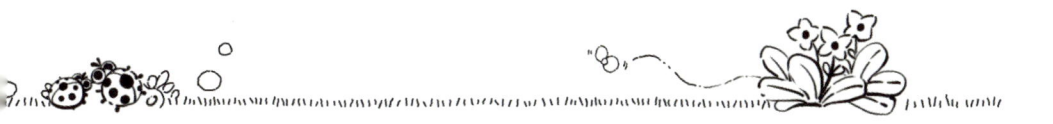

护臀霜不要有问题才用

丽丽的闺蜜生宝宝了，满月时，丽丽去看宝宝。看到闺蜜给宝宝洗屁股，她提醒闺蜜："宝宝屁股有些红，你可要小心他得尿布疹。送你的宝宝护臀霜怎么没用啊？"闺蜜觉得奇怪："护臀霜不是得了尿布疹才用的吗？宝宝没有尿布疹，我就没给他用。"

没有尿布疹，也用护臀霜

护臀霜以氧化锌为主要成分，氧化锌是隔离层，起的是隔离、保护的作用，避免皮肤与尿便的接触。所以，即使孩子没有尿布疹，也要用护臀霜，预防孩子患尿布疹。

要想效果好，涂得要够厚

因为护臀霜起到的是隔离、保护的作用，所以涂抹时要厚一些才能起到好的隔离作用。有的父母每次只用一点点，抹开了，基本就起不到什么作用。涂抹护臀霜时，要看到明显的一层白霜，才能有效果。

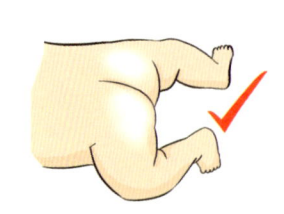

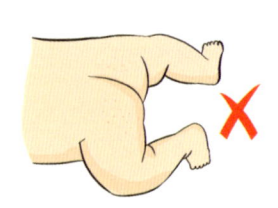

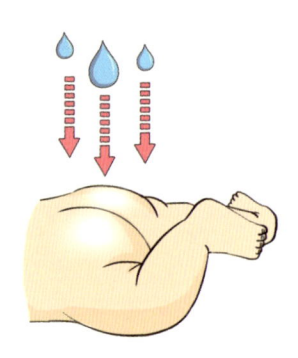

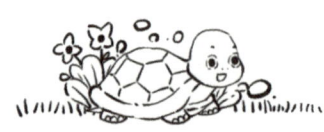

皮肤干透，再用护臀霜

最近豆豆妈可郁闷了，带着豆豆来到诊所向医生诉苦："我对宝宝的小屁股护理得特别小心，纸尿裤经常换，每次大便完都用水冲洗，然后涂一层厚厚的护臀霜，为什么宝宝还是得了尿布疹？"

湿皮肤涂护臀霜，加剧尿布疹

给孩子洗完屁股后，一定要让皮肤干透了再使用护臀霜。如果皮肤还湿着就涂上厚厚的一层，会把潮气给捂在小屁股上，无法散发出去，使皮肤长期处于潮湿的状态，更容易引起或加剧尿布疹。这时，涂抹再多护臀霜起到的也是反作用。

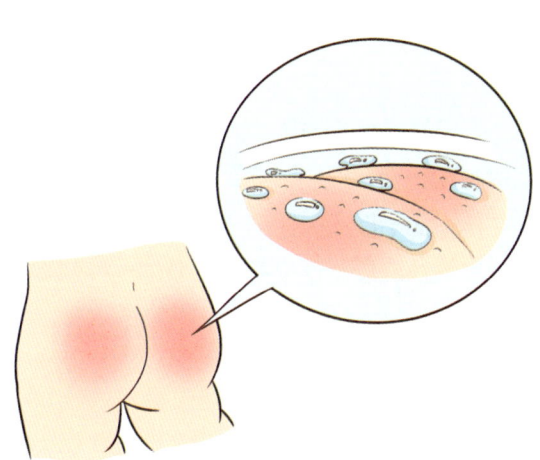

让小屁股干爽的几个办法

● 用柔软的干毛巾轻轻擦拭，尤其要注意皮肤的褶皱处，一定要擦干。

● 室温足够暖和的情况下，可以让孩子的小屁股自然晾干。

● 冬天天气冷的时候，可以使用吹风机吹干，但要注意吹风机的温度不能过热，不能离小屁股太近，以免烫伤孩子。

腹泻时更容易患尿布疹

路路最近腹泻了，一天拉了八九次，妈妈每天清洁小屁屁的工作量都增加了好多。过了几天，腹泻终于好转了，妈妈刚想松口气，却又发现他的小屁屁红红的，还有渗水，真是太糟糕了……

清洁屁股的次数增多

这种情况很常见：腹泻的时候，很多孩子会出现尿布疹，这其实是有关联的。

孩子腹泻时，大便次数比平时明显增多，所以，给孩子清理大便、清洁小屁股皮肤的次数也要比平时明显增多，过于频繁地擦拭或冲洗，都会对皮肤造成一定的刺激，从而对皮肤造成损伤。这时，孩子屁股的皮肤变得更脆弱，比平时更容易患尿布疹。

稀便更容易黏在皮肤上

正常的大便是软便，不容易糊在小屁股上，即使糊上了，面积也不会大。但孩子腹泻的时候，大便很稀，甚至是水样便，这样的大便很容易大面积地糊在孩子的小屁股上，对皮肤产生刺激，而屁股上有大便，免不了地就要清洁屁股，这又是对皮肤的一种刺激，所以，这时候孩子屁股的皮肤就会变得特别敏感。

大便的成分有改变

孩子腹泻的时候，大便中的成分也会发生变化，其中含有更多的酸性物质等，对皮肤的刺激会更大，所以更容易导致尿布疹。

这样做防治尿布疹

佳佳带着宝宝来到诊所,咨询医生怎么预防和治疗尿布疹:"我家老大小时候尿布疹可厉害了,我又不知道怎么护理,看着他红红的小屁股我真是心疼。现在老二出生了,我说什么也不能再让她患上尿布疹了,怎么预防尿布疹呢?如果患上尿布疹了,应该怎么护理?"

3步治疗尿布疹

保持尿布区皮肤的清洁和干燥。干燥要比清洁更重要。清洗屁股后先不要马上包上纸尿裤,让小屁股自然晾干或用吹风机吹干后,再换上干净的纸尿裤。

使用护臀霜。使用含羊毛脂、氧化锌、凡士林等活性成分的屏障保护剂。比如护臀霜,可保护皮肤免受湿热和高pH的刺激。

使用抗真菌和抗细菌的药物。如果医生确定孩子存在局部感染,可根据医生的建议使用抗真菌和抗细菌的药物。比如,达克宁、鞣酸软膏等。对于严重的尿布疹,可考虑加用1%氢化可的松软膏。

预防尿布疹可以这样做

- 尽量减少纸尿裤的使用时间。
- 及时更换纸尿裤,注意尿布区的干爽和清洁,其中干爽最重要。
- 在孩子出现尿布疹前,就使用屏障保护剂,比如护臀膏或润肤露等,但一定要注意使用方法。

缓解孩子肠绞痛

是不是肠绞痛

2个多月的小宝近几周来有些异常：总处于"饥饿"状态。妈妈每隔30分钟到1个半小时就要母乳喂养1次，否则小宝就会大哭大闹，把妈妈折腾得疲惫至极，只能带着小宝到诊所咨询。经过医生耐心询问后得知，小宝这种只能通过喂养才能停止哭闹的现象已经持续了1个月，只是近几周越来越严重，哭闹时还蜷缩着身体。

孩子出现频繁"饥饿"，通过吸吮能够缓解，这种现象是典型的"婴儿肠绞痛"。但很多父母都搞不清楚，孩子哭闹是因为肠绞痛还是别的原因。其实，肠绞痛是有它的独特之处的，掌握了这些特点，就好判断了。

肠绞痛的表现

孩子出现肠绞痛时，主要表现为不明原因的、有时甚至是歇斯底里的哭闹。哭闹时还伴有面红耳赤、蜷曲身体、难以入睡等现象。

营养充足的健康孩子，每天哭闹至少3个小时，每周哭闹至少有3天，且发作超过1周。

出现的月龄

一般从孩子出生后3周开始出现肠绞痛。4~6个月后肠绞痛逐渐缓解，直至消失。

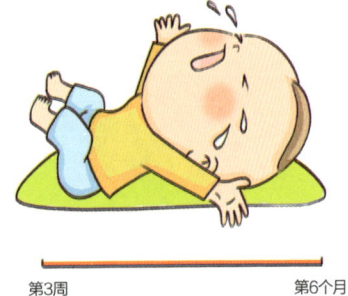

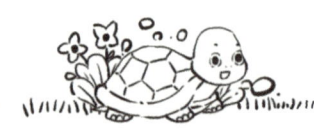

第3周　　　　　第6个月

月龄小的孩子更容易出现肠绞痛

安安正被肠绞痛所困扰，经常哭闹，家里人又是心疼又是着急。尽管医生跟他们解释，这不是病，只是宝宝成长过程中遇到的一个小困扰，但他们仍然不放心。当听说宝宝到了4~6个月后，肠绞痛就能自然缓解，他们还不太理解："难道肠绞痛还会欺负小宝宝？"

消化道发育不成熟

6个月以内的孩子出现肠绞痛，主要与他们消化道发育还不成熟有关，这种不成熟表现在神经控制方面。

消化道是指从口腔到肛门的整个与消化吸收有关的连续性管腔系统，这个系统又分成几个阶段，而且每个阶段的神经控制来源于不同的神经节，这些不同的神经节都受大脑的控制。6个月以内的孩子大脑发育尚未成熟，还控制不好整个消化道，导致消化道的各个阶段生理功能容易出现不太匹配的现象。

肠道蠕动有快有慢

由于每个阶段消化道的生理功能都有不匹配，在肠道蠕动上尤其突出，表现为部分肠道蠕动快，部分肠道蠕动慢。这种一段快一段慢的不均衡蠕动，会导致肠道衔接处出现"扭绞"现象，而肠道"扭绞"的疼痛会令孩子哭闹不已，所以称为肠绞痛。

有气体进入加重肠绞痛

母乳喂养的孩子相对容易出现肠绞痛，因为孩子在吸吮乳房时，一些气体会随着乳汁一起被吞咽进消化道，而消化道内有气体，会加重肠绞痛的表现。

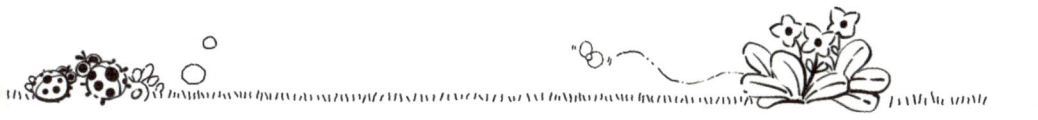

5种安抚法，缓解肠绞痛

小莫莫因为肠绞痛而哭闹已经1个星期了，爸爸妈妈又着急又无奈，带着莫莫来到诊所，问医生有没有好办法帮助宝宝缓解疼痛，用不用治疗。医生告诉他们，婴儿肠绞痛是生长发育中的一种现象，不是病。在等待孩子逐渐成熟的过程中，可以通过保持孩子一定的体位来尽可能使他舒服些。

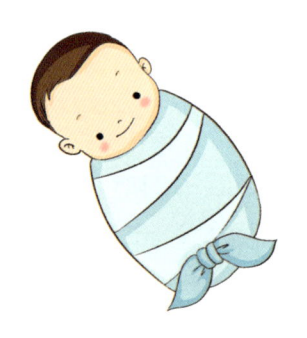

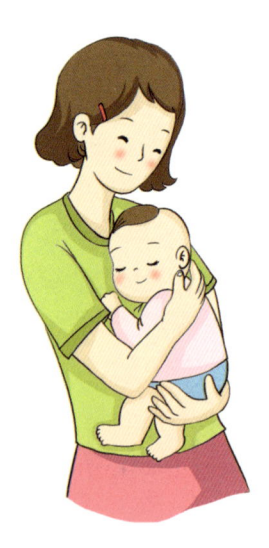

用包被将孩子束裹起来

胎儿在妈妈子宫内受到很大的约束，束裹孩子可以使他联想到在妈妈体内时的感觉，他会慢慢停止哭闹，安静下来。

间断并有节律地吹"嘘嘘"的声音

胎儿在妈妈子宫内一直听着妈妈腹部大血管内血液流动时，间断并有节律性的声音，这样的声音会令他有安全感。在孩子耳边间断并有节律地吹"嘘嘘"的声音，或打开吹风机或吸尘器，并放置于弱挡，都能获得同样的效果。

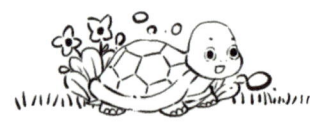

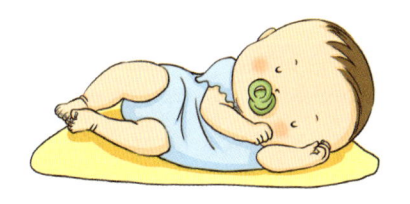

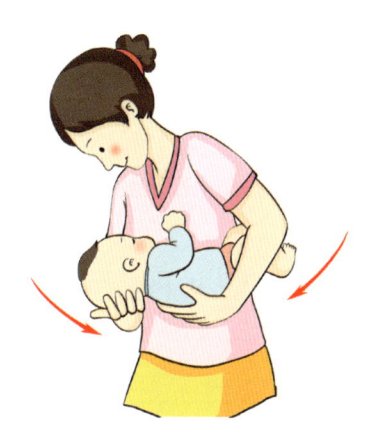

让孩子保持侧位或俯卧位

保持侧位或俯卧位,这样会对孩子的腹部形成一定压迫,可以缓解腹部疼痛。

让他头部稍低地摇晃他

绝大多数胎儿在妈妈子宫内都是头朝下的姿势,妈妈走动时,孩子会随羊水一起轻轻晃动。所以,将孩子放置于俯卧位且头部稍低,轻轻摇晃孩子,也能使孩子停止哭闹。

喂奶

最容易让孩子安静的办法就是让他吸吮,所以,喂奶可以使孩子暂时恢复平静。

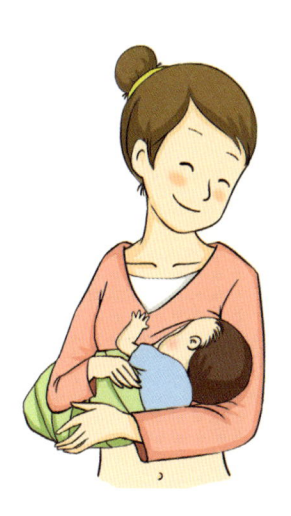

肠绞痛难缓解？排便、用药和等待

小莫莫的妈妈照着医生教的几种方法帮助小莫莫缓解肠绞痛，可是小莫莫仍然会哭闹，看来他的肠绞痛比较严重，无奈之下，妈妈再次带着他来到诊所，询问医生还有没有别的办法让宝宝能舒服些。

帮他排便、排气

帮助孩子顺利排便、排气，也能使孩子尽快安静下来。

先让孩子仰卧，一只手握住孩子的双脚，使他双腿弯曲，对腹部有轻压的效果；另外一只手以顺时针的方向按摩孩子的左腹部，这样可以协助孩子排便。

同时，如果另外一人能够用较热的毛巾热敷肛门，用浸满橄榄油或婴儿按摩油的棉签轻轻刺激一下肛门，也能促使孩子排便。

使用改善胃肠蠕动的药物

可以在医生指导下使用改善胃肠蠕动的药物：二甲基硅油也称为"西甲硅油"（Simethicone）。

注意：在给孩子使用前，一定要仔细阅读药物说明书。

最后的等待

我们强调婴儿肠绞痛是生长发育中的一种现象，不是一种病。

所以，在孩子出现肠绞痛时，我们可以用一些方法尽量帮他缓解疼痛，但如果以上方法都不能彻底缓解，我们所能够做的也只能是等待了。一般来说，等宝宝6个月以后，肠道发育成熟，肠绞痛就会自然消失。

第五章

从头到脚
呵护

孩子护理无小事。脐带、囟门、皮肤……每份精心护理背后都有科学严谨的态度。洗澡，剪指甲，纠正偏头，预防鹅口疮……其实，每个日常照料的背后，都能追溯到你给予孩子的生活方式。自然的养育才是适合孩子成长的最佳路径。

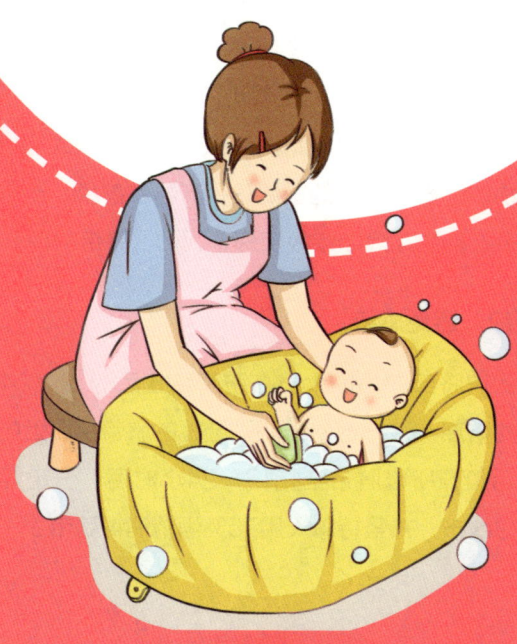

脐带护理很重要

脐带护理要细心

豆包顺利在家人的期盼中到来,医生把小小的他抱到妈妈怀里,跟妈妈交代一些母乳喂养和护理的注意事项,其中一项就是脐带护理。看着宝宝肚脐那粉粉的一小段,还带着血丝,妈妈还没说什么,爸爸先在旁边着急地问上了:"这个我看着都有些害怕,要怎么护理啊?它什么时候才能长成正常的肚脐样儿?"

脐带有什么用

脐带是胎儿连接母体的通道,胎儿在子宫里时,通过脐带从妈妈那儿获得营养。孩子出生后,这条脐带就完成了它的历史使命,因此,在孩子出生时,需要剪断脐带,并对脐带进行结扎。

脐带脱落前,小心护理

孩子脐带脱落的时间会有差异,一般是3~7天干燥后慢慢变为深色、变硬,然后自然脱落,有的孩子可能会到2周左右脐带才脱落。

刚结扎的脐带创面对于新生儿来说是一个很大的伤口,如果护理不当,容易成为细菌侵入的重要途径,导致感染,严重的还会引起新生儿破伤风、新生儿败血症等疾病,因此,脐带护理非常重要。

脐带脱落前,避免感染

为了保护脐部,医护人员在脐带结扎后的12~24小时里会用无菌纱布包扎脐部。纱布容易被刚刚结扎的脐带伤口上的分泌物及孩子的大小便污染,所以脐带结扎12~24小时后,一定要及时去除盖住脐部皮肤的纱布,并坚持每天用75%酒精消毒脐带2~3次。

保持脐带干爽，避免摩擦

豆包就要离开医院回家了，对于新生儿回家后如何护理，虽然在医院已经学习了几天，妈妈和姥姥仍然不太放心，尤其是姥姥，还拿了个小本本一条条记下来。对于脐带护理，护士还是多叮嘱了几句："一定要保持脐带干爽，别让纸尿裤蹭着脐带啊！"这两点，确实很重要！

脐带需要保持干爽

在脐带脱落前，要让脐部保持干爽。如果被水或者尿液浸湿了，要马上用干棉球或干净的纱布擦干，然后用75%酒精棉签消毒，再用干棉签擦干水。脐带脱落之前，不要用纱布盖住。脐带没有脱落时可以洗澡，但每次洗澡以后都要彻底消毒脐带。脐带脱落后的头几天还要用碘伏或酒精持续消毒，因为虽然脐带已经脱落了，但伤口还没有完全长好，仍然要做好消毒工作，以防感染。

别让脐带受到摩擦

尚未脱落的脐带残端会越来越干，越来越硬，如果经常被碰到、被摩擦，容易导致脐带根部出血。所以，在护理孩子时，父母要避免衣服和纸尿裤蹭到孩子的脐部。选择柔软的纸尿裤，而且要将纸尿裤的上端往下翻一点。消毒脐带时，不能太用力，避免擦伤。

不要在脐部撒痱子粉

一定不要在脐部撒痱子粉和其他消炎或使其干燥的粉末，以免导致脐部直接感染。还要注意保持孩子衣服的洁净，尤其是紧贴脐部的内衣，每1～2天更换1次，衣服脏了要立即更换。

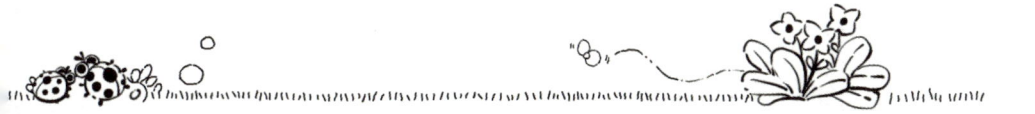

消毒脐带有方法

小虎刚从医院回家没几天,又回去了,因为妈妈发现他的肚脐出水了。医生检查后说,有些感染了,妈妈说:"我每天用酒精给脐带消毒2次,为什么还会感染?"医生问:"你是不是没把脐带提起来消毒脐带根部?"妈妈说:"我不敢啊,怕弄疼宝宝。"

消毒脐带根部

愈合中的脐带残端经常会渗出清亮的或淡黄色黏稠的液体,这是正常现象。但如果不及时清除,分泌物干燥后,会使脐窝和脐带的根部发生粘连,这时脐带表面看起来很干净,其实脐窝里可能积有脓液。有的妈妈不敢碰脐带根部,仅在脐带表面擦拭,这样根本起不到消毒的作用。

正确的消毒方法

用棉签蘸75%酒精,一只手轻轻提起脐带的顶端,另一只手用酒精棉签仔细清洁脐带根部,然后再用干棉签擦干水。一般一天1~2次即可,这样可以保持脐部干燥,加快愈合速度。

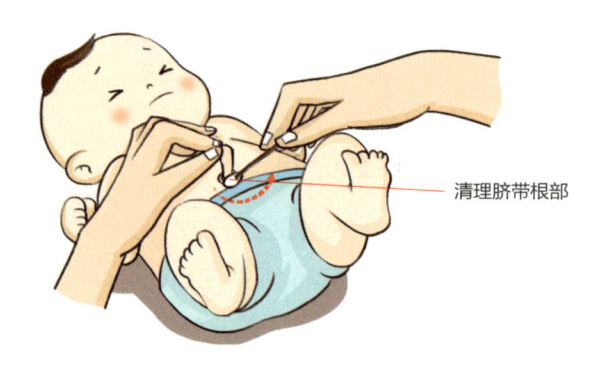

清理脐带根部

小心脐带异常

莫莉带着她的宝宝离开医院回家时,护士按惯例叮嘱她,如果发现脐带出现异常,要及时带宝宝看医生。莫莉问护士:"我们怎么才能知道哪些情况是脐带异常呢?"

脐带发红、发热

脐带未脱落时,脐带根部及肚脐周围的皮肤常常会微微发红,这是正常现象。但是,如果肚脐和周围皮肤明显变红,且比别处皮肤的温度高,脐带根部也出现肿胀,这可能是肚脐感染了,要及时去医院。

脐带渗血

在脐带残端干燥脱落之前,脐带残端变干、变硬,如果频繁受到摩擦、挤压,会出现渗血。如果发现有渗血,可到医院处理。

脐窝里的液体和小肉团

孩子的脐带脱落后,还经常有液体渗出,要考虑是不是尿管渗漏。此外,如果脐带脱落以后,脐带根部不是萎缩了,而是逐渐长出了一个小肉团,有可能是脐茸。这两种情况都要及时咨询专业医生。

脐疝

孩子的脐带脱落后,如果发现肚脐眼处又鼓起一个小包,就是脐疝。当孩子平卧、安静时,鼓包会消失,而在直立、哭闹、咳嗽、用力排便时,鼓包会突出。孩子1岁左右,脐疝大多能自然消失。

如果孩子哭闹不停,并伴有呕吐、脐部鼓包不能推回到腹腔内,可能是脐疝发生了嵌顿,这是急症,要立即去医院看外科急诊。

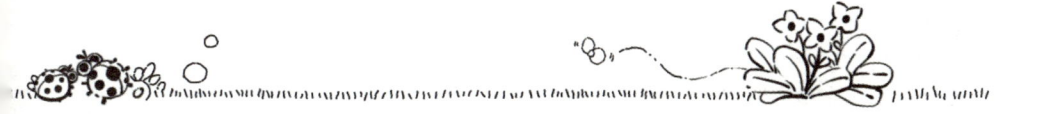

打破皮肤滑嫩如丝绸的幻想

不完美的皮肤

生完小泽回到病房,妈妈就抱着小泽仔细端详。从头到脚地看了小家伙一遍后,妈妈有些失望地问护士:"不是都说刚出生的宝宝皮肤像丝绸一样光滑的吗?我家宝宝的皮肤怎么皱巴巴的,还脏兮兮、油腻腻的?好有挫败感!"

刚出生,有胎脂

孩子刚出生时,并不是像父母想象的那样,很漂亮,皮肤像丝绸一样完美。孩子刚出生的时候可以说是很丑的,不光是长相皱巴巴的很丑,而且皮肤也不漂亮,身上覆盖着一层白乎乎、油腻腻的东西,这一层东西叫胎脂。

不要人为去除胎脂

只要胎脂没有被胎粪污染或没有其他特殊情况,就不需要清理,它会被皮肤慢慢吸收。因为胎脂可以对孩子的皮肤起到保护作用。皮肤是人体的屏障,完好的皮肤可以抵御细菌的入侵,如果人为地把这层油脂洗掉,皮肤就容易受到外界刺激,出现小红斑、疹子等皮肤问题。

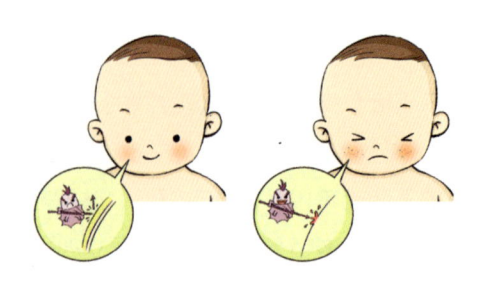

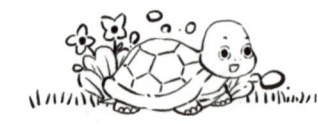

新生儿皮肤的小问题

元元出生15天，吃得好，睡得好，妈妈正夸元元省心呢，没想到元元的皮肤出问题了。她的脸上、胸口都出现了小疙瘩，就像青春痘一样。妈妈给医生打电话咨询："我家宝宝刚出生没多久，怎么就长青春痘了？好好的小脸蛋现在疙疙瘩瘩的，好难看！怎么才能把这些痘痘去掉？"

正常的皮疹

- 中毒性红斑。孩子出生后头几天，脸上、胸口和背上有时会长出豌豆大小的、圆圆的红斑，红斑中间还有黄色的像脓包的小尖尖，大约持续1周的时间。虽然叫"中毒性红斑"实际并不可怕。

- 婴儿痤疮。孩子出生后3~4周时，脸上、胸背部有时会出现小疙瘩样的丘疹，持续时间从几天到几周不等，这是因为孩子出生后，从母体带来的雌激素水平逐渐降低，皮肤就会出现这种小疙瘩。

- 粟粒疹。有的孩子刚出生时，鼻子、下巴和前额等部位就长有一些很小的小白点，出生后几个月内会逐渐消失。粟粒疹实际上是堆积的皮脂腺分泌物。

耐心等待它的消失

这几种皮疹不痛不痒，过一段时间就会慢慢消退，所以不用治疗，只要耐心等待它的消失即可。

不要为了让皮疹尽快消失而用肥皂、浴液来清洗，这样做反而会使皮疹加重，而且还会使新的皮疹出现。

如果发现这些皮疹出现并发感染，皮疹部位发烫、红肿、化脓，要及时带孩子去看医生。

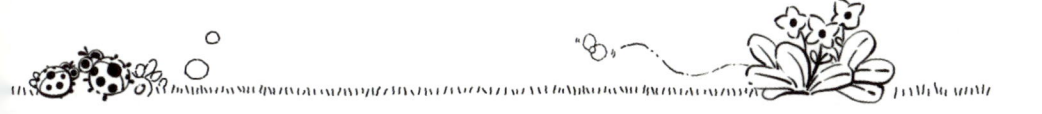

热疹来袭

一个冬日的上午，柳柳抱着刚出生10天的宝宝来到诊所："医生，快帮我看看我的宝宝脸上是不是长湿疹了？需要用药吗？"医生检查后告诉妈妈，宝宝不是长湿疹了，而是热疹。妈妈听后感到不可思议："现在是冬天，怎么会长热疹？"

穿得多，抱得多，惹了祸

出生不久的孩子长湿疹并不多见，但却有不少孩子会出现热疹，即使在冬天也如此。因为很多父母都认为刚出生的孩子一定要多穿一些、多盖一些，尤其是冬天，生怕孩子冻着，使得孩子被捂出了热疹。此外，有的孩子穿得并不多，但因为老被大人抱在怀里，也容易捂出热疹。

保持清洁与干爽，预防脸部热疹

刚出生不久的孩子，一天要吃七八次奶，而每次喂奶，对于妈妈来说都是一件很耗费体力的事，所以妈妈不可避免地会出汗，尤其是在月子里，一方面屋子里比较暖和，另一方面妈妈刚生产完，身体比较虚弱，更容易出汗。孩子吃奶时，脸部紧贴着妈妈的乳房，会沾上汗水，一天要接触妈妈的乳房七八次，如果不及时擦掉脸上的汗水，很容易就长热疹了。

为预防母乳喂养导致的热疹，要注意保持孩子脸部的清洁和干爽。每次给孩子喂完奶后，都要用柔软的温湿布给孩子将脸上的汗渍、奶渍擦干净，并用干布轻轻擦干。

洗澡那些事儿

天天洗澡，身体好好

嘟嘟出生3个多月了，生长发育都不错，可是妈妈有一件头疼的事，就是嘟嘟不爱洗澡，每次给他洗澡都哭得惊天动地，不是宝宝天生就爱洗澡吗？怎么嘟嘟就那么怕洗澡呢？原来嘟嘟出生在冬季，奶奶怕冻着他，很少给他洗澡，他可能不太适应，所以哭闹得很厉害。

洗澡是对皮肤的良好刺激

胎儿是生活在羊水里的，所以孩子天生就喜欢水，大多数孩子都爱洗澡。有的孩子之所以不喜欢洗澡，是因为不经常给他洗澡，他对水的自然亲近感就淡忘了。洗澡时，水与皮肤的接触，以及水的波动，对孩子皮肤是一种很好的刺激。所以，只要条件允许，室内温度合适，可以天天给孩子洗澡。

洗澡不能常用浴液

我们建议每天给孩子洗澡，但不要经常使用浴液。人体的皮肤表面都有一层油脂，可以保护皮肤。如果经常用浴液清洗，会把这层油脂洗掉，皮肤失去了保护层，就会出现各种皮肤问题。

很多父母经常用浴液给孩子洗澡，洗完后再涂抹一层护肤油，其实护肤油所起的作用就是保护皮肤表面的完整，避免细菌入侵。护肤油与皮肤表面本身那层油脂所起的作用是一样的，为什么把纯天然的油脂层洗掉，又涂抹上一层人造的油脂呢？孩子身上没有那么多脏东西，平时只要用清水洗就可以了，既可以让孩子享受洗澡的乐趣，又可以保护皮肤的油脂层不受到破坏。

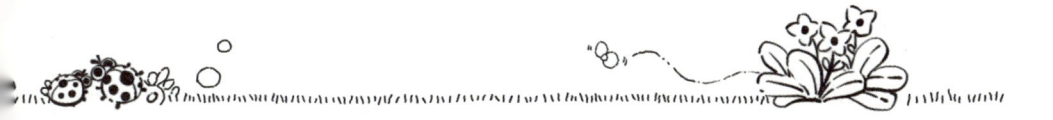

洗澡中的"小危机"

贝贝因为洗澡时着凉感冒了,带着宝宝来到诊所时,姥姥还一直在念叨:"怎么就感冒了呢,我们已经很小心了,每次都先把浴霸打开,暖和了以后才让宝宝进去洗。一洗完,大毛巾一包,马上就抱到卧室去穿衣服了,到底是哪个环节有问题,导致宝宝感冒了?"

洗完澡要立刻擦干

姥姥觉得每个环节都做得很好,不明白为什么孩子洗澡时会感冒。孩子洗完澡后,湿漉漉地被包在一条大毛巾里马上就抱出来,这种做法其实特别容易引起感冒。

举个例子,大家很容易就明白这其中的道理了。我们去游泳时,即使是三伏天,从水中出来后的第一感觉是冷,而不是热,为什么?因为这时候我们的身上是湿的,而身上的水分要蒸发掉,就要带走身体的热量,所以才会感觉到冷。如果孩子洗完澡,没擦干身上的水就往外抱,同样的道理,身上的水分会带走身体的热量,孩子很容易受凉感冒。

所以,最好在浴室里准备一个护理台,洗完澡后,在护理台上给孩子擦干身子,特别是头发、脖子下面、腋窝等地方,然后再穿好衣服出去。只要擦干身子,就能避免感冒的发生。

别让孩子盯着浴霸

在冬季,父母担心孩子着凉,往往会在浴池里使用浴霸。父母沐浴时,是看不到浴霸的,而孩子是躺着洗澡,脸朝上,所以眼睛容易看到浴霸。父母要选择孩子眼睛无法直视浴霸的地方为他洗澡,否则孩子的眼睛直视强光,时间长了会损伤视力。

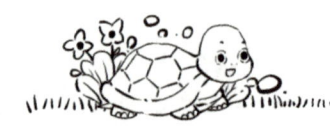

不可忽略的斜颈与偏头

早早发现斜颈

雯雯带着刚满月的宝宝来到诊所，跟医生说，平时让宝宝躺在床上时，发现宝宝的头总是向右偏，刚开始雯雯不太在意，以为宝宝是爱听妈妈的声音，所以向着妈妈的方向偏。可后来发现，妈妈在宝宝的左侧，宝宝的头仍然向右边，雯雯这才觉得不太对劲儿，想让医生看看。医生看后告诉雯雯，这种情况叫斜颈。

一看

在孩子安静、放松的时候，将他放在床上，让他以最舒服、最自然的姿势平躺。如果发现他头部的中轴线与身体的中轴线之间有明显的角度，就有可能是斜颈。

二摸

摸的时候，要先将孩子的头摆正，两只手的中指同时指向孩子耳垂垂线的后方，食指和大拇指固定住孩子的头，手掌轻轻按住孩子的肩，防止他乱动。两侧要对称着摸，如果摸到孩子脖子的一侧有半个小拇指那么粗的一条肌肉，或小包块感觉上相对比较硬，就说明孩子是斜颈。

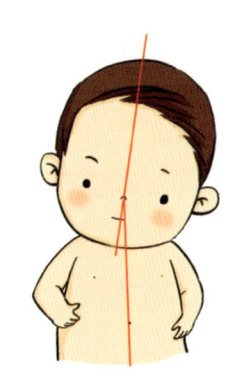

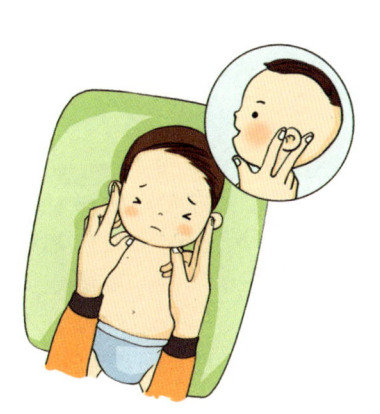

出现斜颈，如何纠正

听到宝宝出现了斜颈，雯雯着急了："宝宝斜颈是不是很严重？需要手术治疗吗？"当医生告诉她，因为发现得及时，只要按揉颈部肌肉就可以恢复时，她才放下心来，希望医生能教她如何给宝宝做按揉。

斜颈需要及时纠正

虽然孩子出现斜颈是比较普遍的现象，而且将来通过趴等运动可以自我修复，但我们仍然要尽早积极地矫正。因为早发现、早干预可以防止孩子出现偏头，以及带来一系列其他的问题。

按摩脖子硬处肌肉，纠正斜颈

斜颈一般在孩子15～30天时就能发现，发现后早早纠正，通常1个月就能恢复正常。而纠正的方法很简单，与检查时的手法相同，用中指持续按揉脖子较硬处的肌肉。

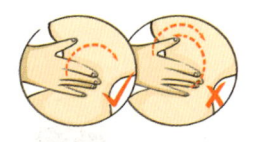

方向：顺时针或逆时针方向都可以，但要固定向一个方向揉，不要来回变换。

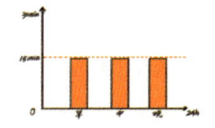

时间：每天至少揉3次，每次至少15分钟。当然了，揉的时间越长越好，只要不影响孩子吃、睡，能多揉就多揉。

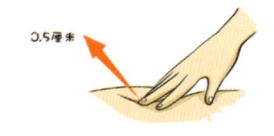

力度：按压时，能下压0.5厘米左右的力度是合适的，力道太轻起不到作用，太重则会伤到孩子。

偏头后果很严重

家宝出生后,妈妈就带着他到月子中心坐月子了。每次喂完奶,护士都让家宝向右侧躺一会儿。坐完月子回家,同事来看家宝,发现他的头是歪的,赶紧提醒妈妈:"你从宝宝的头顶往下看,是不是宝宝的头是歪的?还是带他去看看医生吧。"

偏头形成有原因

- 胎儿头大、双胞胎:孩子的头比较大,或者是双胞胎、三胞胎。由于子宫内空间有限,孩子的头部受到挤压,出生时容易出现偏头、歪头。

- 斜颈:孩子出现斜颈,头会向一侧偏,头部长期与床面接触的位置就会变瘪,导致偏头。

- 经常向一侧躺:如果经常让孩子向一个方向侧躺,时间长了,也会导致孩子偏头。

偏头不会使脑容量变小

有的父母担心孩子偏头,压瘪的地方影响脑发育,这个担心倒不必有。举个例子大家就明白了:如果把吹好的气球的一个位置压瘪了,气球的另一个地方就会鼓起来,而气球里的气并不会变少,但气

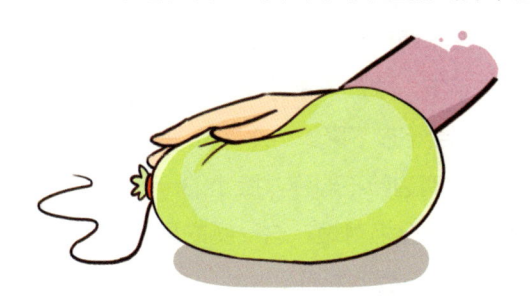

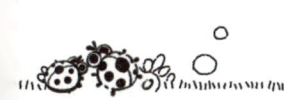

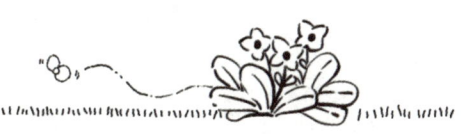

球的形状就已经不是圆形的了。孩子的大脑也是一样的，被压瘪部位的大脑只是被挤到别的地方去了，脑容量并没有减少，只是孩子的头形不再是圆的了。

偏头引发的问题

● 影响美观。头形长得不对称，脸形自然也会相应地出现不对称的情况，偏头的孩子，通常都是一侧头高，对侧的脸就大，而头部较瘪的一侧，对侧的脸就小。比如，左边头高，右边的脸就会偏大。右边头瘪，左边的脸就小，影响美观。

● 影响颅骨的发育。孩子大脑的发育过程，是大脑顶着颅骨长。脑容量被迫往别处去，自然会将那一处位置的颅骨顶起来，影响孩子骨骼整体的发育。

● 影响五官的功能。头形不正，脸形自然也会相应出现不对称的情况。而脸形不对称又会引发孩子出现眼睛、耳朵不在一条水平线上的问题，使得这些器官相应的功能都受到影响。

● 眼睛不在一条水平线上。孩子看东西时可能无法聚集在一个点上，如果孩子习惯性地用一只眼睛盯着东西看，另外一只眼睛就会慢慢变成弱视。

● 两只耳朵不在一条水平线上。孩子两只耳朵听到的声音就会不平衡，依靠声音分辨位置的能力也会相应下降。

● 两边脸不对称。脸小的一侧下颌就会相对短，这一侧的牙齿发育也会受到影响。

矫正偏头，越早越好

听了医生对于偏头可能引发的问题，家宝妈妈又担心又着急："那我家宝宝现在这种情况怎么办？有没有什么好办法可以把他的偏头矫正过来？只要能让宝宝的头形变得端正，我们愿意全力配合！"医生告诉她，宝宝还小，矫正完全来得及，不用太担心。

6个月以内：体位疗法

6个月以内的孩子骨头还比较软，用体位疗法就可以矫正，就是通过矫正偏头的枕头或者垫毛巾的方法来矫正。

矫正枕头的中间部位有个成人手掌大小的凹陷，这个凹陷对矫正起到了关键作用。

如果想矫正孩子头部比较鼓的位置，在孩子睡觉时，可将他头部凸出的部位嵌进枕头的凹陷区域内。

普通枕头和床面都是平的，孩子头部凸出的位置在这些平面上着力点很小，无法保持平衡。他自然会习惯地用较平的一侧挨着枕头或床面，使得凸出的位置始终处在没有外力作用的状态下，会越长越凸出。而扁平的地方因为总被压着，会越来越扁平。将头部凸出的位置

矫正枕头正确使用方法参考图

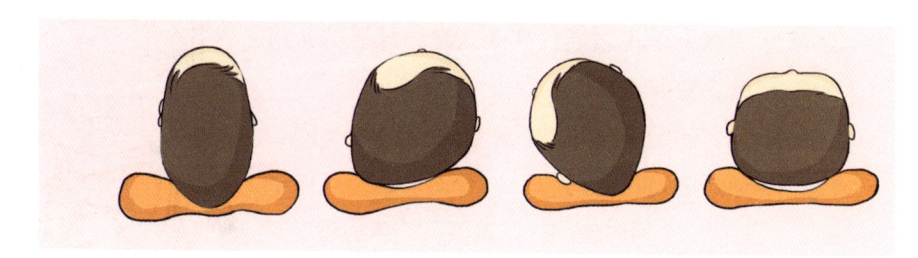

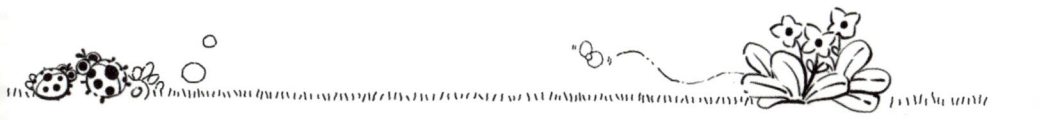

嵌进矫正枕头的凹陷里，可以起到固定作用，使得头部较鼓的位置能够被抵住，在一定程度上限制了这个位置继续生长。

如果想矫正孩子头部较扁平的一侧，你也可以让这一侧架在枕头的凹陷位置上，这样，头部比较扁平的位置没有接触到任何平面，不受外力，自然给大脑留出了生长的空间，保证头形向正常状态发展。

单纯侧睡，效果不理想

有的父母说，不用矫正枕头，可不可以让孩子侧着睡来矫正头形？这种做法效果不理想。因为孩子不是侧头，所以单纯地左侧睡或右侧睡都不太管用。如果实在没有矫正枕头，可以让孩子在平躺的时候，在他脸大的一侧下方垫上毛巾，让他的头向另一侧偏。

6个月后：使用矫正头盔

孩子6个月以后，颅骨已经逐渐变硬，而且孩子已经能自如地翻身，通过矫正枕头已经不能很好地矫正了，需要专业的手段来矫正，也就是使用矫正头盔。

矫正头盔是根据每个孩子的头形定制的，孩子戴上头盔后，凸出的地方会被头盔顶住，被限制生长，而扁平的位置和头盔之间有一定的空隙，可以继续向圆形发展。久而久之，孩子的头形就会变得圆起来了。

使用头盔时，每天要戴约23个小时，最短的矫正时间是3~4个月。最好在孩子6~18个月时使用，如果孩子的年龄超过了18个月，矫正的时间就要延长许多。

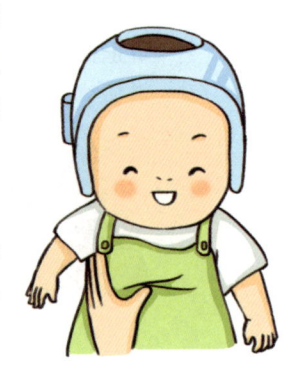

对称的瘪头

小美是姥姥带的，姥姥给小美用小米做了个小枕头，平时都让小美平躺着，姥姥说："后脑勺要睡得平一些，这样宝宝以后扎小辫好看！"可是体检的时候，医生却告诉妈妈，小美的头睡得太瘪了。

瘪头不算偏头

我们国家，尤其是北方，喜欢让孩子睡成后脑勺比较平的头形，认为这样比较好看，这样的瘪头比较常见。这种头形不叫偏头，因为孩子只是后脑勺扁平，但五官和两边脸都是对称的，并不是偏头。它是因为孩子经常以平躺的姿势睡觉，使得后脑勺的位置长期被压，进而造成的。

判断瘪头的方法：正常人头部的前后径，也就是前额到后脑的直径和左耳到右耳的直径（左右径）比起来，比例应该是1:0.8，如果前后径短而左右径长了，就证明是瘪头。

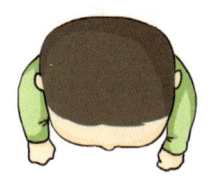

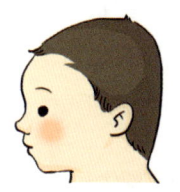

瘪头带来的问题

瘪头主要引发的是牙齿发育问题。因为瘪头导致孩子的脸比较平，下颌相对短，所以没有那么多的位置容纳智齿，孩子将来的智齿可能会长不出来。而孩子后脑勺虽然瘪，但脑容量并没有改变，只是大脑向别的不受限制的地方发展了而已。

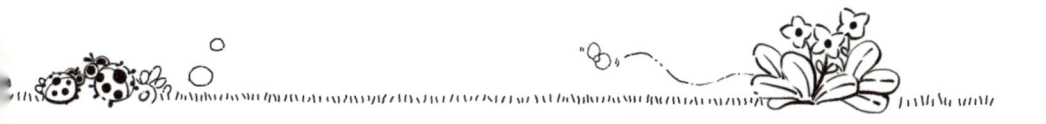

囟门护理超简单

囟门闭合有时间段

小娅带着1岁半的宝宝来到诊所,请医生检查宝宝是不是有什么问题:"书上说宝宝囟门闭合的平均年龄是18个月,我的宝宝已经18个月了,囟门还没有闭合,是不是不正常?需要吃药吗?"

18个月是平均闭合时间

孩子18个月左右囟门闭合,指的是平均时间。实际上,囟门的闭合时间是一个时间段,而不是一个时间点,不是每个孩子到了18个月囟门就一定闭合,孩子正常的囟门闭合时间是18～24个月,如果24个月后囟门还没有闭合,才需要看医生。

囟门过早闭合不是好现象

囟门过早闭合并不好,因为孩子的大脑是顶着颅骨生长的,囟门的缝隙就是为了给大脑生长留下余地。如果囟门太早闭合,就等于给正在生长发育的大脑戴上了一个"紧箍",限制了大脑的增长,从而导致大脑发育不良。

用头围监测生长情况

相比于过于纠结囟门的闭合情况,父母更应该关注孩子的头围。因为通过定期为孩子测量头围,观察孩子头围变化的曲线,可以判断孩子的大脑发育情况。

如果孩子的头围异常增大,很可能有脑积水的问题。如果孩子的头围增长缓慢或者根本不长,要考虑孩子是否存在颅缝早闭的问题。

关于囟门，不需要担心的事

小谢对于宝宝的囟门特别在意，平时洗头都格外小心，别人逗宝宝时，更是一再叮嘱不能碰宝宝的头顶。每次带宝宝去体检，都要一再地问医生："您帮我看看，宝宝的囟门没事吧？前几天一个小朋友拍了一下他的头，我担心会伤到大脑。"这些话弄得医生哭笑不得。

囟门没有想象的那么脆弱

很多父母都不太敢碰孩子的囟门，可能是因为囟门没闭合时，能从囟门处看到孩子的脑动脉在跳动，所以他们认为这个地方很薄，很脆弱，缺少有效的保护，稍用点力就会碰破。

实际情况是，孩子的囟门闭合后，是一层骨头。但是，除了这层骨头，这个位置还有多层组织，可以很好地保护孩子的大脑，想用手指按压就伤及脑内部，还真是非常不容易的。

日常护理，没有危险

即使孩子的囟门还没有闭合，日常的护理仍然可以照常进行。比如，给孩子洗头、清理头皮垢、剪头发，这些都是没有任何问题的。如果因为担心碰到孩子的囟门而不敢给孩子护理，则会导致孩子的头部出现大量的头皮垢等问题，反而不利于孩子的健康。

囟门闭合晚与佝偻病关系不大

有的父母认为，孩子的囟门不闭合，是因为孩子有佝偻病。其实，佝偻病主要表现为骨组织钙化不良，通常是由于维生素D缺乏引起的。囟门偏大仅是佝偻病众多表现中的一种，不能只通过囟门的大小来判断孩子是否有佝偻病，囟门不闭合，和佝偻病的关系并不大。

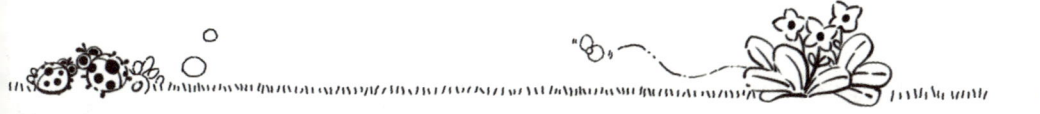

鹅口疮，是因为太干净了

鹅口疮和细菌

娇娇就像她的名字一样，是全家人的娇宝贝。对于娇娇的护理，妈妈可以说是一丝不苟，容不得半点马虎。抱娇娇之前，家人都得洗干净手或先用消毒纸巾擦手，娇娇的衣服、床上用品天天清洗，甚至在喂母乳前，妈妈也要先用消毒纸巾把乳房擦干净。可是妈妈在喂奶时却发现，娇娇的口腔里一片白色，用纱布擦也擦不掉，妈妈慌了，赶紧带娇娇去看医生。医生诊断后告诉妈妈，娇娇得了鹅口疮。

鹅口疮由真菌引起

导致鹅口疮的是白色念珠菌，是一种霉菌，又叫真菌。鹅口疮通常出现在颊、舌、软腭及唇部。

初起时是白雪样、针尖大小的柔软小斑点，不久后就会相互融合为白色斑片，像奶凝块一样，孩子的整个口腔黏膜都布满了白色斑块。

轻微感染时，孩子不觉得疼，如果严重了，孩子会因为疼痛而哭闹，拒绝吃奶。

新生儿容易被感染

真菌在自然界中，在人的口腔、皮肤中都存在，为什么我们不会被感染，而新生儿容易被感染？

因为我们体内有制约这种真菌的东西，就是肠道细菌。而刚出生的孩子肠道菌群还没有建立，无法抵抗真菌感染，所以月龄小的孩子比较容易出现鹅口疮。

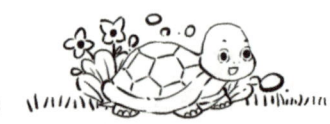

用制霉菌素治疗鹅口疮

鹅口疮是真菌感染引起的，要用消灭真菌的药物来治疗，而制霉菌素就是对付真菌的有效药物。

将制霉菌素碾碎溶化在清水中，涂抹在鹅口疮表面。对于比较轻微的鹅口疮，只需要用弱碱性的制霉菌素溶液帮助孩子清洁口腔，就能起到很好的效果。每隔2~3个小时用药液清洗一次口腔。

在给孩子用制霉菌素治疗的同时，还要注意下面几点：

● 注意口腔护理，孩子吃奶后用温开水给他轻轻擦拭口腔，并及时涂药。

● 母乳喂养的妈妈，乳头上要涂药，哺乳前要洗干净手，内衣也要保持清洁。

● 孩子嘴里的白色斑块消失后，还要坚持再用药1周左右，以防鹅口疮复发。

区分鹅口疮和奶块

喂完奶，奶汁会残留在孩子口腔里，形成白色奶块，令父母不知道到底是鹅口疮还是奶块。要区分白色斑块是奶块还是鹅口疮，可以用两种办法来做个初步判断。

一看出现的部位。奶块一般出现在舌面上或下齿龈部位。鹅口疮会分布在整个口腔，颊黏膜、上腭部位等不容易残留奶汁的部位也有白色斑块。

二看能不能轻易擦掉。将干净纱布蘸湿，轻轻擦拭孩子的口腔，如果是奶块，很容易就能被擦干净。如果是鹅口疮，白色斑块不容易被擦去，如果用力擦，还可能会出血。

鹅口疮反复，因为太干净

娇娇妈妈又带着娇娇来看医生了，这次娇娇的妈妈都快哭了："上次看病回去，我们全家对宝宝得了鹅口疮这事进行了检讨，想着宝宝是因为真菌感染引起的，说明我们的卫生做得还不够到位，现在不仅宝宝的所有用品都消毒，而且家里都会用消毒液擦桌子擦地，已经没法再干净了，可是为什么鹅口疮又出现了？是不是这种药不管用？"

太干净，真菌才会反复出现

很多父母都和上面这位妈妈一样，认为孩子感染了真菌是不干净导致的，所以更加努力地把家里弄得清洁甚至无菌。其实，正是父母的错误做法，导致孩子的鹅口疮反复出现。

前面我们说过，可以制约真菌的是健康的肠道细菌，如果孩子的肠道菌群能够早早建立起来，就有了抵抗真菌的武器。可是，现在父母的喂养方式、护理方式都追求过于干净，孩子根本就没有机会接触到细菌，所以肠道菌群迟迟不能建立，才会导致鹅口疮反复出现。

改变养育习惯，告别鹅口疮

- 坚持自然的母乳喂养，哺乳前不要消毒乳房。
- 不要用消毒纸巾给孩子擦手、擦奶瓶、擦餐具。
- 不要用消毒液清洁家具、玩具、衣物，否则消毒剂成分残留在家具、玩具上，会随着孩子的触摸被吃到肚子里，将肠道菌群杀死，人为破坏孩子的肠道健康环境。
- 不要让孩子生活在无菌的环境中，适当接触细菌，肠道菌群才能尽早建立。

第六章

二胎宝宝
热点问题

二胎来临，站在喜悦或是迷惑之间，你可能还会有另外一些担心：养育老大的经验未必能够解决养育二宝的困惑；养育二宝又遭遇新的考验；我该如何更新我的育儿知识，两个孩子之间又要如何给予这份爱等热点问题，告诉你如何更好地迎接第二个宝贝。

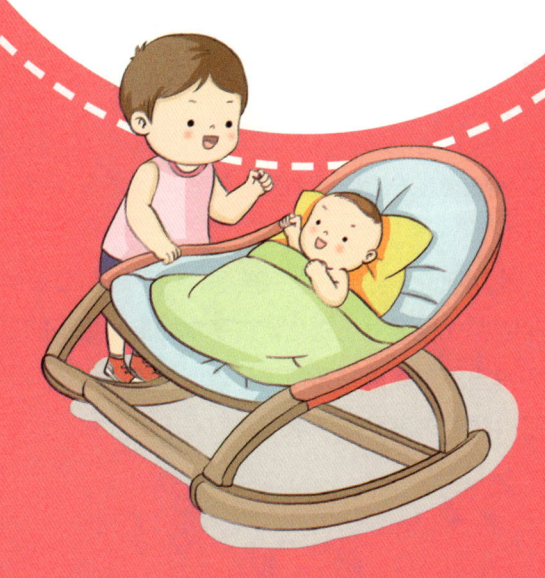

孕期早知道

怀老二，还要继续照顾老大吗

Q：大宝是我一手带大的，现在怀二宝了，体力不如从前，身体也会日渐笨重，想照顾大宝也力不从心，该怎么办？

A：从心理上来说，当然都要继续照顾。不过从形式上，随着临近预产期，体型的变化越大，负担相对越来越重，妈妈可以逐渐撤出照顾大宝的生活细节。抱孩子，洗澡，哄睡觉等事情都可以邀请爸爸或者其他家庭成员承担。

但妈妈也不能少了对大宝的关注，可以边支持爸爸跟大宝玩，边关注大宝。告诉他："妈妈走不动了，让爸爸陪你玩儿，妈妈就在这里看着。"

二宝的出生，其实是一个家庭状况发生了变化、家庭成员彼此补位的过程。此时，最好的办法是爸爸或其他家庭成员补位，妈妈对大宝的关注不少，他就不会觉得自己失去了什么。

怀孕期间，老大求抱抱，可以吗

Q：怀孕4个多月了，老大还总是让抱，觉得有点危险，但又不忍心拒绝，可怎么办？

A：怀孕期间，当然可以抱孩子，只不过是随着孕周的不同，妈妈抱孩子的方式也要发生变化。孩子求抱抱，更多的是心理需求。孕后期，妈妈当然不能再站着抱孩子，但是可以坐在椅子上或者在床上搂着孩子讲故事来满足孩子求抱抱的需求。

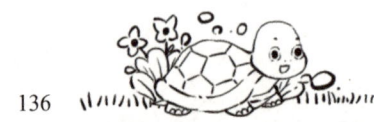

怎么告诉大宝，二宝要来了

Q：周围有一个妈妈要生老二了，在生二宝的头一天晚上很诚实地告诉大宝："明天妈妈要生二宝了，不能搂着你睡觉了哦。"谁知道，大宝第二天去医院，赖在妈妈身边不肯离开。这是怎么回事？有了二宝该怎么跟大宝说？

A：这位妈妈提前把可能发生的情况告诉孩子，以为这样能够让宝宝更快适应新情况。但实际上，妈妈的话反而会引起孩子的焦虑。因为妈妈的那句话造成了大宝不恰当的归因：即将自己不能跟妈妈一起睡归因为二宝的出生。很多父母常常会说："如果你现在不听话，等有老二了，妈妈就不抱你了！"这样的话语给大宝的暗示也是一样的道理。

在告诉大宝关于二宝的事情时，父母一定要站在大宝的视角与立场来看待整个事情，这样反而会令大宝顺利接受，不妨告诉他："我们决定要一个宝宝，爸爸妈妈觉得大宝太孤单，想要个弟弟或妹妹陪你玩。""我期待他能够跟你一样的可爱。"……这样，大宝会觉得爸爸妈妈是在替他着想，会更加容易理解和接受，并对二宝的到来充满期待。

有些父母选择不告诉大宝关于二宝的事情，甚至觉得，让孩子自己发现会更自然。其实家庭发生变化，肯定会波及每一个细节，孩子完全能够从家人的言谈举止中听到和猜到。而这种猜测会让孩子感到很不安，他不知道发生了什么，会失去安全感。既然父母已决定要二宝，那不妨告诉大宝："你有个弟弟或妹妹陪你喽，你要做他们的榜样哦！"

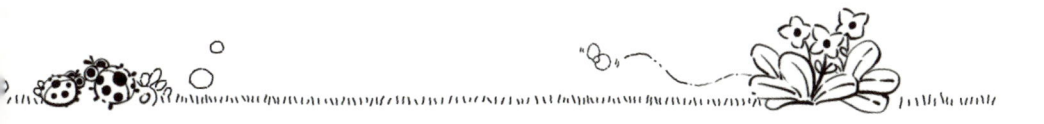

大宝的东西，二宝能用吗

Q：老人常说，大宝的东西，二宝穿着还好养呢！是这样吗？大宝的东西，二宝都能用吗？

A：很多时候，二宝用大宝的东西顺理成章，但有一种情况需要家长格外注意。当大宝和二宝性别不同的时候，不要因为孩子年龄小，而将一些带有性别特质的衣服随意给孩子穿。比如，大宝是女孩，二宝是男孩，给二宝穿姐姐的红裙子。这样的做法对孩子性别意识的建立非常不利。

孩子的性别意识建立之初是在家庭中受父母的影响，父母的期望和态度会潜移默化地影响子女的性别角色观念。因此，父母对孩子的装扮应以孩子的生物性别为基础，给予和他性别相应的外部形象，以帮助孩子产生性别认同，形成正确的性别角色。比如，在孩子小的时候，父母应尽量购买与孩子性别相一致的衣物、玩具等。

养大宝的经验，对二宝会适用吗

Q：养育二宝，大宝已经10岁了，好多过程都不记得了。并且，随着时间的推移，是不是有些经验也过时了呢？养大宝的经验还有用吗？

A：每个孩子的情况不一样，可能养育二宝也会出现养育大宝时没有出现的问题。但总的来说，养育大宝的经验还是会有一定的参考价值。养大宝时，好多父母都是懵懵懂懂走过来的，来帮忙的老人本身也没有太多的经验。此时，不妨全家人一起讨论并总结养大宝时的经验与不足，这样对二宝的养育会有帮助。

产检的时候大宝跟着去可以吗

Q：产检时，大宝也闹着跟妈妈一起去医院，请问可以带大宝一起去医院产检吗？

A：产检是父母了解胎儿状况的途径之一。特别是做B超，能够看到宝宝的小模样，看到他的小手、小身子、小腿、小屁股，会不由得被幸福感包围。这对于父母和大宝来说都是特别幸福的时刻。所以，如果条件允许，抓住机会，带着大宝去产检，是让大宝与二宝建立感情连接的一种很好的方式。

让大宝跟着妈妈去产检，让大宝一起看妈妈的B超，听多普勒胎心，可以让大宝感受到二宝的存在。大宝通常会兴奋得问东问西，父母可以利用他们的好奇心来消除他们对弟弟妹妹的性别预期，消除他们内心深处还存在的那一点点不情愿，培养他们的责任感，帮他们提前进入"哥哥""姐姐"的角色。

如果可以，可以让大宝亲眼看看二宝的裸体录像或者照片，如果也恰好珍藏了大宝的B超单或者有相关的录像，可以拿出来对比大宝和二宝的"照片"，看看有没有不同和相同的地方。

此外，孩子们都特别喜欢听爸爸妈妈讲自己小时候的故事。父母可以根据二宝的产检情况给大宝讲讲他曾经的故事，告诉他曾经他也是这样在妈妈肚子里成长的。大宝会觉得很自豪，也会很期待二宝的到来。

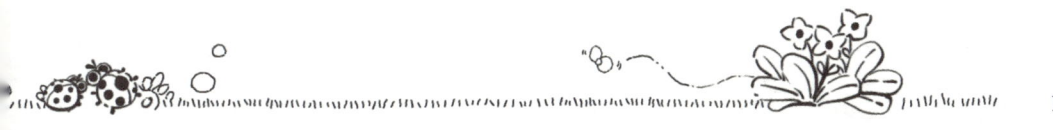

分娩前后热点问题

二宝怎么比大宝轻

Q：我家大宝和二宝都是39周多出生，大宝出生时3500克，二宝才2800克，正常吗？

A：孩子出生的体重跟很多因素有关。比如，妈妈的营养状态、身体状态等。孩子出生后会有阿氏评分来判断，如果有异常情况，医生会告诉父母的。新生儿还有一系列的筛查可以帮助父母降低孩子的健康风险。此外，就体重而言，2500克以下的才是小样儿，4000克以上是巨大儿，2500～4000克之间，都是正常体重。

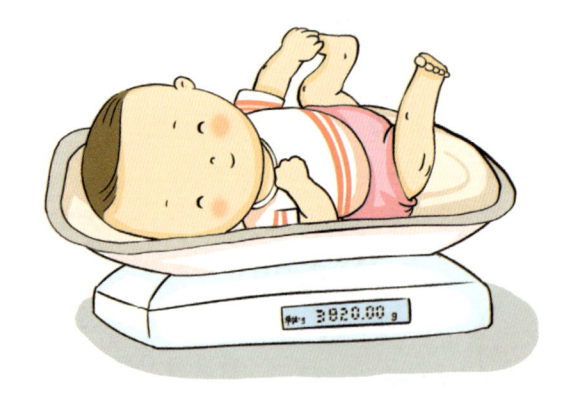

二宝是个小黄毛

Q：老大头发浓密黑亮，老二出生是个小黄毛，是营养不良吗？

A：父母们会特别介意新生儿的头发。但是，等到孩子3岁时就会发现，无论出生时头发是疏是密，是黑是黄，此时的区别都不大。

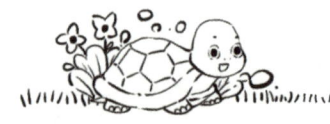

这是因为孩子头发的生长和其他器官的生长一样，与长期的生长发育过程有关，并不是在某一个孕周完成。并且，每个孩子的出生时间也不完全一致，所以两个孩子的头发有差异也不用太紧张。

二宝顺产，尖头好难看

Q: 老大剖宫产，生出来头圆圆的，老二顺产，生出来头尖尖的，好难看！

A: 剖宫产的孩子没有经过产道挤压，头会相对圆。顺产的孩子在产道挤压过程中会有塑形，所以出生后头是尖尖的。出生后的头一周，孩子的头型就会有大幅度的改变，一两个月以后，基本上就正常了。顺产的孩子总体来说以后的协调性会好于剖宫产的孩子。并且，顺产对妈妈身体的恢复、对乳汁的早期分泌，以及新生儿的肠道菌群的建立都特别有利。

分娩时，能带大宝去医院吗

Q: 要生二宝了，大宝也想一起去医院，分娩带上孩子，合适吗?

A: 如果大宝在3岁以后，完全可以带大宝跟爸爸和其他家人一起在门口等待妈妈分娩，这样大宝能够很早就看到弟弟或妹妹，也能够很好地介入。因为等在分娩室门口，大宝也会跟着家人一起期待新生命的到来。对于大宝来说，亲眼所见比告诉他一个结论更容易接受。

如果大宝是女孩，且已经18岁，甚至可以陪产，让她体会到做妈妈的辛苦，这也是很好的教育过程。孩子就会知道，当妈妈需要怎样的付出，反过来也会更爱妈妈。

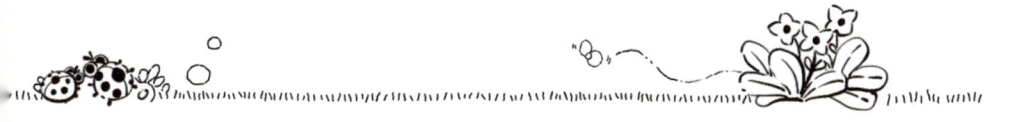

母乳喂养热点问题

生完二宝，怎样早点开奶

Q：老大没吃到母乳，听说母乳喂养好处多，养二宝特别想弥补大宝的遗憾，请问怎么能够早点开奶？

A：不要因为老大没吃到母乳，就担心老二也没有母乳。两者没有因果联系。要坚持母乳喂养，早开奶确实很重要。产后的1小时是肌肤接触的黄金时间，是宝宝寻乳本能反射最强烈的时候。在条件允许的情况下，只要宝宝一娩出母体，略微擦干不滑溜，就可以放在妈妈的胸前了，让他寻找妈妈的乳房，并坚持让孩子多吸吮乳头，每隔2~3小时吸吮1次。需要注意的是，孩子出生后，不要过于担心孩子饿着了，密切关注孩子的体重，只要孩子出生后体重下降不超过出生时体重的7%，就应该继续坚持母乳喂养。此外，温馨环境、愉悦性情、精神鼓励、乳腺按摩等因素都有助于成功开奶。

二宝吃得比大宝少

Q：老大胃口大，配方粉能吃90毫升，老二是早产宝宝，胃口小，每次才能吃60毫升，这样下去会影响生长吗？

A：每个孩子的消化吸收能力都不同，即使同一个孩子在不同时期，胃肠道的消化吸收能力也都不同。是否影响生长，主要观察生长的结果。只要生长结果正常，吃多少不是最重要的。

而且，早产儿跟正常孩子所用的生长曲线也不一样。早产儿有

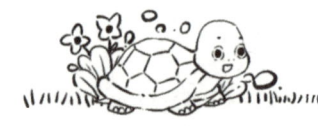

专门的早产儿生长曲线（可参照《崔玉涛谈自然养育　理解生长的奥秘》）。所以，每个孩子的情况不同，根本没有可比性。

吃母乳，体重长得慢

Q：大宝吃配方粉，1个月体重翻倍，胖乎乎的，特别可爱；二宝吃母乳，体重增长慢多了，这样正常吗？

A：孩子的生长需要用生长曲线来衡量是否正常，而不是以体重增长速度来衡量。世界卫生组织的儿童生长曲线就是基于母乳喂养孩子的生长过程而绘制的。这也说明，母乳喂养孩子生长过程才是正常的参考对照。

总体来说，配方粉喂养的孩子会比纯母乳喂养的孩子长得偏大，这是由于配方粉中很多营养物质来自牛乳或羊乳，其结构和功效不及母乳，所以配方粉会以摄入量进行弥补。这样，配方粉中营养物质含量高于母乳。但是，孩子生长过快未必是件好事。研究表明，婴幼儿早期生长过快与今后成人期健康问题密切相关，建议父母尽可能坚持合理有效的母乳喂养。

吃母乳，体重还减少了

Q：大宝吃配方粉，体重噌噌长；二宝出生后吃母乳，3天下来，体重还少了一些，这是怎么回事？

A：老二母乳喂养，出生后体重下降是很正常的现象。研究表明，出生后体重下降没有超过出生时体重的7%，就可以坚持母乳喂

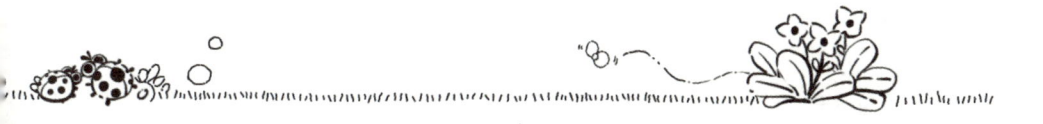

养。父母不要过于焦虑，过早使用配方粉，今后过敏发生的概率反而会明显增高。妈妈分娩不可能即刻就有乳汁，这需要婴儿不断吸吮，以刺激乳房尽快产生乳汁。父母要耐心，注意观察，如果孩子的体重下降超过7%，就会出现脱水和急性营养不良，这就会损伤婴儿健康。

二宝在吃奶，大宝也要抢着吃

Q：二宝回家快1个月了，二宝一吃奶，大宝就抢着要吃，怎么说都没用，该怎么办？

A：二宝吃妈妈的奶，是大宝最好奇的事情。这时，父母要多给予大宝理解和支持："二宝的所有好吃的，大宝都可以吃。"甚至可以说："你可以尝尝！不过味道不一定会好！"让大宝觉得，自己也是很重要的。

如果大宝吃个没完，妈妈也不要推开大宝，而是告诉他："大宝小时候也喜欢吃妈妈的奶，而且只能吃妈妈的奶，跟二宝一样的！""二宝正在努力吃奶，想快快长大跟大宝一起玩呢！""现在，大宝长大了，除了妈妈的母乳还有别的好吃的！"……

总之，父母要让大宝明白，二宝吃妈妈的奶是一种需要，而不是妈妈爱他更多一些。这样，大宝就不会因为担心缺乏爱，而纠缠妈妈的乳汁了。

二宝要吃奶、大宝要听故事

Q：每次给二宝喂奶，大宝就会过来找我，不是想听故事，就是想跟我玩，这可怎么办？

A：大宝挑这个时候过来凑热闹也是有原因的。二宝吃奶，不仅得到了妈妈的拥抱，所有的关心，还有乳汁，而这些之前都是属于大宝的。小孩子当然也要寻求安慰了。

遇到这种情况，爸爸也要过来帮忙，去安慰一下大宝，给大宝讲个故事。可有时爸爸出差在外，妈妈独自面对这种情况时，就要安抚好大宝，不要让他受到冷落，让他也感受到几分关怀。

建议妈妈把二宝放在背巾里喂奶，这样可以腾出一只手跟大宝玩，讲故事甚至扔皮球、搭积木。你也可以把喂奶区扩大，放进一些大宝最喜欢的玩具、积木、拼图等。妈妈则可以背靠着沙发，一边给二宝喂奶，一边陪大宝玩。

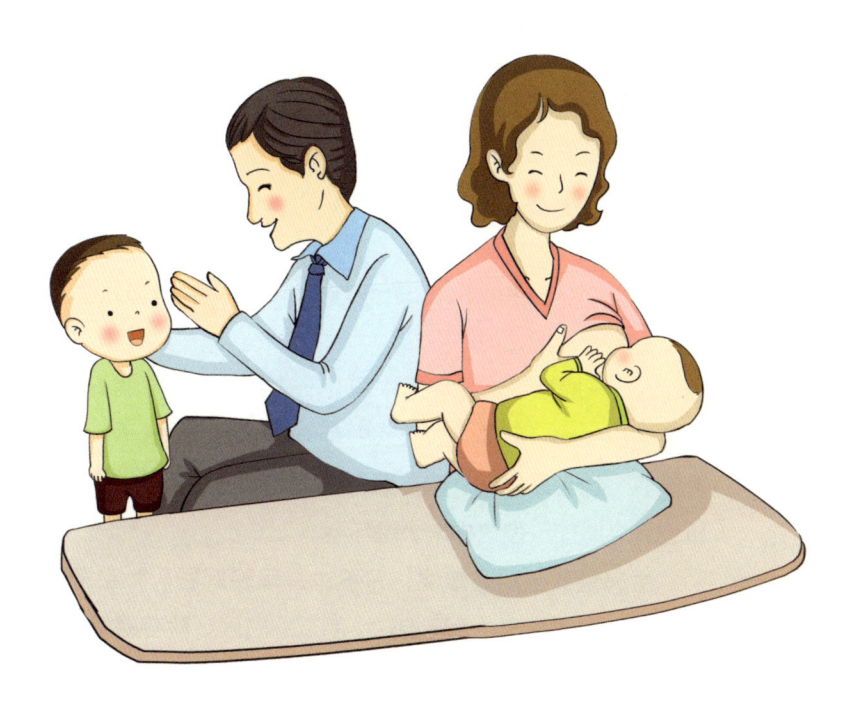

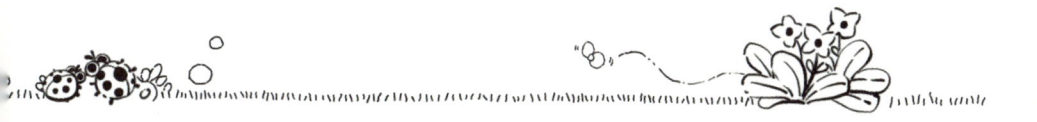

二宝吃母乳，黄疸老不退

Q：大宝配方粉喂养挺顺利的，二宝是母乳喂养，都45天了，黄疸老不退，是母乳的问题吗？

A：对母乳喂养的孩子来说，确实有一种母乳性黄疸。这是母乳中可能含有一种酶，使有些婴儿黄疸存在时间较长，甚至达到2~3个月。只要黄疸程度不严重，是可以继续坚持母乳喂养的。

婴儿黄疸的严重与否与黄疸持续时间无关，只与黄疸程度有关。不要仅仅因为存在黄疸就怀疑坚持母乳喂养的正确性，只有少数母乳喂养的孩子出现高胆红素血症时，才需要暂停母乳喂养几天。但总的来说，母乳喂养的好处不是配方粉喂养可以代替的。

如果黄疸老不退，可以去医院看医生。如果确实需要暂停母乳喂养一段时间，则需要在暂停喂养期间吸出乳汁，保持泌乳量。

二宝吃母乳，3个月内生病了

Q：老大吃配方粉，8个月得婴儿急疹，第一次生病；二宝吃母乳，怎么3个月就生病了？

A：一般来说，如果家中只有一个孩子，照顾得好，3岁之前确实会很少生病。但是，如果家中有一大一小两个孩子，二宝即使是母乳喂养，也容易生病。这是因为，大宝常常会带回病菌，二宝生病的机会就会增加。但这样未必是坏事。

生病是孩子的必修课，只不过是早晚问题。大宝开始不怎么生病，等到上幼儿园，大量接触小朋友的时候，就容易频繁生病。老二早早生些小病，接触了细菌，刺激了免疫力，等到3岁上幼儿园的时候，可能生病就会少很多。家中有大宝，二宝跟着生病的情况很正常，家长不用紧张。

为什么二宝吃母乳反而肠绞痛了

Q：我生大宝的时候，因为担心奶没下来饿着他，所以早早就给大宝添加了配方粉，之后再喂母乳他就不爱吃了，只能继续喂配方粉。生了二宝，我坚持母乳喂养，二宝从来就没吃过配方粉。可是让我郁闷的是，大宝以前都没有肠绞痛，二宝却因为肠绞痛每天哭闹。为什么吃母乳反而出现肠绞痛？是不是二宝的体质不好？

A：肠绞痛是孩子在发育过程中遇到的一个问题，与孩子的消化道发育还不成熟有关，它不是一种疾病，父母不要把肠绞痛看成一种不正常的现象。

每个孩子的肠道发育都是不一样的，即使是同胞兄弟姐妹也如此。父母不能用第一个孩子的经历来判断第二个孩子是否正常。大宝没有出现肠绞痛，并不意味着二宝就一定不会出现，这与孩子的体质没有任何关系。

不过，相比较而言，母乳喂养的孩子确实要比配方粉喂养的孩子更容易出现肠绞痛，这是因为喂母乳的时候，孩子频繁地吸吮乳头，吸进去的空气相对比较多，所以发生肠胀气的机会也相对比较多。使用我们前面提到的安抚方法，可以帮助孩子缓解肠绞痛，父母不用太紧张。

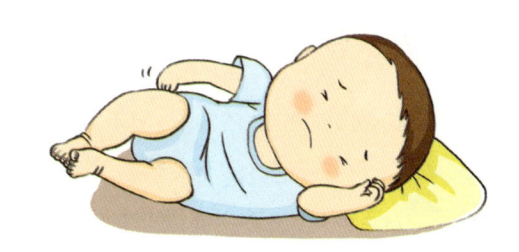

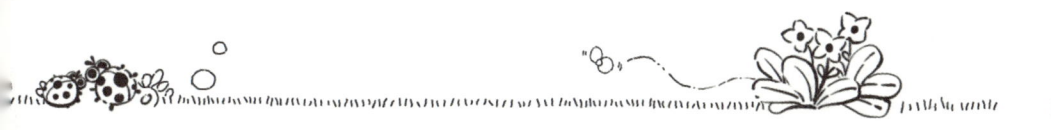

睡眠问题

大宝、二宝睡眠为何大不同

Q：二宝2个多月了，睡觉总爱哭闹，还打嗝、放屁，即使睡觉也哼哼唧唧不踏实，磨得我完全休息不好，都快没有耐心了。带大宝的时候还真没出现这样的事情，二宝到底是怎么了？

A：二宝之所有如此哭闹、磨人，根据对症状的描述，这种情况很可能牵扯到一个肠绞痛的问题。有的孩子在发育过程中会出现肠绞痛现象，可能跟孩子神经系统和消化系统发育还不完善有关。当然，老大没有肠绞痛，并不表示二宝就没有。

由于肠道胀气、不适，孩子容易哭闹，既折磨大人，孩子也遭罪。患肠绞痛的孩子中，吃母乳的比例会更高一点。由于肠道发育未完善，患肠绞痛的孩子通常排便次数更少，但这并不是便秘，只属于所谓的"攒肚"。如果孩子是由于患肠绞痛而哭闹，父母也不必太担心，肠绞痛虽然折磨人，但并不影响孩子的生长发育。当肠绞痛发作时，父母可以用5S方法（利用襁褓、适当摇晃、制造嘘嘘声、让孩子保持侧位或卧位、让孩子吸吮）来帮助孩子安静下来。

二宝可以跟爷爷奶奶睡吗

Q：带着两个宝宝睡觉太不容易，好不容易哄睡了大宝，二宝又开始哇哇大哭。有时候哭声此起彼伏，不仅弄得两个孩子睡不好，连家人也不能好好休息。现在，我想把二宝托给爷爷奶奶带，反正他还不懂事，我们继续带大宝睡。这样做合适吗？

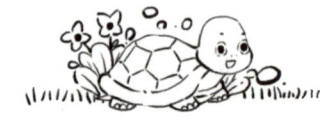

第六章 二胎宝宝 热点问题

A：如果房间空间够的话，建议大宝和二宝都跟父母一起睡。不能因为大宝懂事，就跟妈妈睡，二宝不懂事，就跟爷爷奶奶睡，这是不对的。新生儿在母体内待了9个月，他已经习惯了妈妈熟悉的呼吸、心跳和温暖，跟妈妈在一起睡，孩子能睡得更踏实，更有安全感。其实，妈妈带孩子一起睡，不仅利于夜里喂奶等，而且自己的睡眠也能更踏实。如果孩子不在身边，妈妈反而会感到不安，会躺在那里睡不着，心里想："孩子一切都好吗？"其实，离孩子越远，这种焦虑越严重。

一起睡，是否会影响大宝的休息呢？这个不用太担心，孩子的适应能力是很强的。只要跟他讲好，夜里要起来照顾二宝，他很快就会适应了。即使二宝晚上哭闹，开始几天大宝睡眠会受点影响，很快他就会适应了，就又能踏实地入睡了。

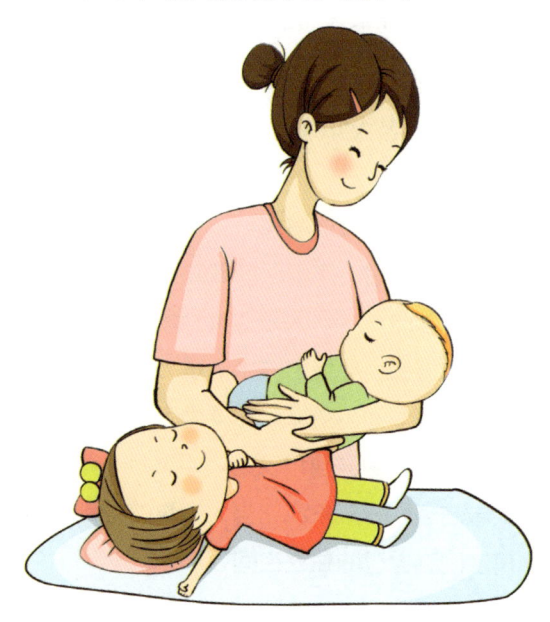

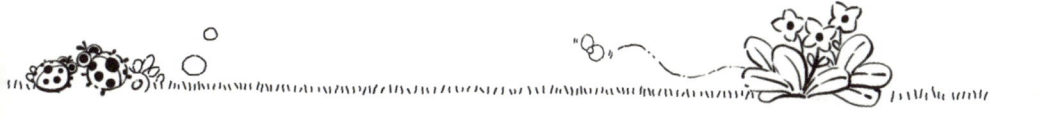

都要和妈妈睡一个床

Q：田田上小学了，其实，他4岁就自己睡一个屋了。可是最近，妈妈生了小妹妹才不到1个月，田田看到小宝宝跟父母一起睡大床，也总是在睡觉前提出要求：要和爸爸妈妈一起睡！如果直接拒绝就会哭哭啼啼一直折腾到很晚。有时爸爸妈妈只好同意大宝和二宝都在床上睡，真是热闹呀！

A：由于二宝还小，会有夜奶，很多母乳妈妈为了方便，就让他也睡在大床上，这样晚上抱起来哺乳很方便，甚至都不用起身，直接侧身躺着就可以喂二宝了。这样做，一来不利于孩子建立良好的睡眠习惯，二来会给大宝造成心理压力。

建议二宝不要在大床上跟父母睡觉，而是睡在大床旁边的婴儿床上。这样既方便夜间照顾孩子，也不会影响二宝睡眠。二宝如果有夜间哺乳，妈妈需要抱起他，哺乳完之后再放到小床上。这样做也能让老大知道：哦，小宝宝都睡自己的床了，我也要睡自己的床。

其实，随着年龄的增大，大宝是会需要独立的空间的。但是，如果在生完二宝之后，本来已经独立睡觉的大宝突然提出要和爸爸妈妈一起睡的要求时，这是因为他看到每晚爸爸妈妈都和二宝睡，会有吃醋、嫉妒的情绪，他提出要求不是为了挤在一起睡，而是为了证明爸爸妈妈还一样爱他。所以，如果大宝提出要睡大床，不妨先同意他，多给予大宝真诚的鼓励和表扬。如果万一客观条件不允许，也要诚恳地跟大宝商量。一般来说，当大宝真的得到爸爸妈妈同等的关注时，就会再次回到自己的独立空间。

便便问题

二宝为什么好几天才有一次便便

Q：我的两个宝宝都是母乳喂养。以前大宝吃母乳，每天要大便好几次。现在二宝吃母乳，却好几天才大便一次，为什么？他是便秘了吗？

A：孩子排便的个体差异性很大，父母不能以第一个孩子的大便情况来判断第二个孩子的大便是否正常，而要根据每个孩子的具体情况来判断。

母乳喂养的孩子通常要比配方粉喂养的孩子大便多，大多数孩子1天排几次便，但也有一些孩子几天才排1次便。我们不能以孩子的大便次数多少来判断他的大便是否正常，最关键的还是要看孩子的生长是否正常。如果孩子吃得好，睡得好，生长曲线也很正常，说明他长得很好，即使他每天的大便次数偏多，或者好几天才大便1次，都不用担心。

便秘是指大便干而硬，排便困难。母乳喂养的孩子，无论是3天还是5天才排1次便，只要不是干燥的大便，就不是真正的便秘，只是民间所说的"攒肚"，是一种正常现象。

大宝也想跟着二宝穿纸尿裤，怎么办

Q：我家大宝4岁了，我照顾二宝的时候，他经常好奇地在旁边看。看到我给二宝穿纸尿裤，他问我："为什么你给弟弟穿，不给我穿？我也想穿！"我该怎么办？难道也给他穿吗？

A：大宝看到二宝用纸尿裤，自己也想用，这种情况很正常，妈

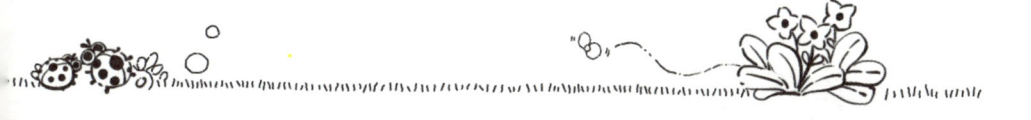

妈不用紧张，他想试就让他试吧。给他一个他能穿得下的纸尿裤，让他穿上试试，放心吧，穿一会儿，他肯定感觉不舒服、不方便，穿不了多久，不用你说，他自己就会跟你提出来他不想穿了。

让孩子尝试一下，有了切身体会，他就知道不方便了，以后就再不会缠着妈妈要穿了。如果一直拒绝让他尝试，他一方面会觉得妈妈偏心，给弟弟或妹妹用却不给自己用；另一方面也会对这样东西越来越好奇，甚至会自己偷偷拿来用。

等孩子试过以后，不再对纸尿裤感兴趣了，就可以慢慢跟他解释："弟弟（妹妹）还小，自己还不能控制大小便，所以要用纸尿裤，你小时候也用过，只不过你现在长大了，自己可以大小便，再用它就不方便了，并不是妈妈偏心，给弟弟（妹妹）用不给你用。"

给二宝换纸尿裤大宝在旁边捣乱，怎么办

Q：我家大宝5岁了，我给二宝喂奶、洗澡、换纸尿裤时，大宝都爱在旁边围观。最近我给二宝换纸尿裤时，大宝老在旁边捣乱，碍手碍脚的，弄得我有时候都有些手忙脚乱，要不要把大宝打发走？

A：妈妈给二宝换尿布，大宝在旁边捣乱，这种情况很正常，因为大宝也想参与进来，但是他又不知道怎么做才好。所以，他就在旁边捣乱，其实，在捣乱中他才能知道妈妈在做什么，这也是妈妈和大宝、大宝和二宝交流的过程。

但是，现在很多父母总是把大宝和二宝人为地分开，在照顾二宝的时候，大宝只要往旁边一站，妈妈马上就跟大宝说："妈妈现在忙着呢，你找爸爸去吧（你去奶奶那屋玩一会儿吧）。"这不仅

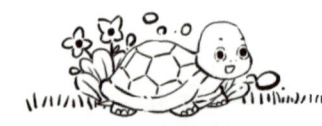

让大宝有种被忽视的感觉，也不利于培养他对弟弟或妹妹的感情。

其实，妈妈完全可以让大宝参与进来，让他帮忙照顾二宝。比如，跟大宝商量："该给妹妹换纸尿裤了，你能不能给妹妹拿片纸尿裤来？""小宝宝换纸尿裤不高兴了，你帮妈妈逗逗他好吗？"大宝肯定会很乐意做这些事的，当他做到了以后，妈妈要及时表扬他，夸他是妈妈的好帮手。他知道自己能做什么，知道妈妈喜欢他怎么做，就不会再捣乱了，而且他还能学会如何照顾弟弟或妹妹，这是一件多美好的事啊。

二宝不哭，医生说是肠绞痛。不哭也是肠绞痛

Q：一向乖巧的二宝从1个月起，每天会打嗝、放屁，吃奶的次数越来越多，有的时候甚至要喂12次以上，体重也是一路飙升。3个月体检时，医生说孩子有肠绞痛，妈妈将信将疑："二宝除了爱吃奶之外，很少哭闹啊，怎么会是肠绞痛呢？肠绞痛不是要哭吗？"判断孩子是否为肠绞痛，"三三一"原则是目前最为重要的评判标准，就是孩子哭闹每天超过3个小时，每周超过3天，持续1周以上。

A：有些孩子哭得很少，是因为肠绞痛的症状被频繁喂奶给抑制住了。让孩子吃奶的确可以帮助孩子顺利排便、排气，是安抚肠绞痛孩子很有效的方法。可是，频繁喂奶也掩盖孩子肠绞痛的症状，让孩子很少表现出哭闹的状态，以至于父母都不知道孩子有肠绞痛。此外，如果长期只用吃奶的方法来安抚肠绞痛的孩子，很容易导致体重超标，或增加成人后患肥胖、糖尿病、心血管疾病的风险。其实，安抚肠绞痛的宝宝的方法有5种，可以配合其他4种方法来安抚肠绞痛的宝宝。

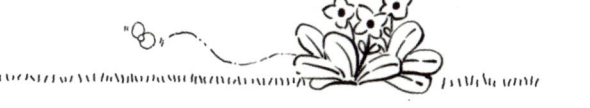

其他问题

二宝比大宝爱生病吗

Q：我家二宝1岁2个月了，已经发烧好几次，以前哥哥像他这么大的时候，不怎么生病。是不是我生他的时候年龄比较大，影响到了他的健康？

A：很多生了二宝的妈妈都有这样的想法：二宝多病，是因为生育年龄大导致二宝体质弱，这种想法是不对的，二宝生病并不一定是体质弱，也和妈妈的生育年龄没有关系。

二宝出生时，大宝通常已经上幼儿园了，与外界接触的机会多了，自然接触病菌的机会也就多了，生病很正常。而且，因为大宝上了幼儿园，每天要接触很多的人，所以大宝会携带病菌回来，和二宝玩的时候，可能会把病菌传给二宝，所以二宝生病的机会就增多，而且生病的年龄一般要早于大宝。

大宝被照顾得很好的话，很可能在3岁以前不怎么生病，但是父母必须接受一个现实：大宝上幼儿园的第一年会频繁生病。反过来看，二宝因为大宝传染，小的时候经常生病，但是他3岁上幼儿园之后抵抗力就比较强，不像大宝那样容易经常生病。

生病也是成长的必经之路，无论是早是晚，孩子都会生病，躲也躲不了。如果不生病，身体的免疫系统就成熟不了，所以，父母不必为此过于紧张和内疚。

要不要把大宝和二宝分开带

Q：二宝出生后，晚上经常哭闹，我怕他吵着大宝。而且，我们也担心大宝从幼儿园带回来细菌传染二宝，所以想把他们分开，让姥姥带一个，这样可以吗？

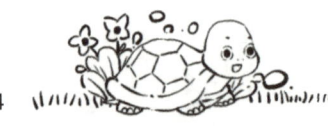

A：二宝出生后，家长会有各种想法：二宝晚上睡觉会哭闹，影响大宝休息，休息不好会影响大宝的健康；白天大宝吵醒二宝，二宝也没法好好睡觉；两个孩子在一起，互相传染，生病的机会就会增大。想着要不要把其中一个放到爷爷奶奶家？其实大可不必。

家里有两个孩子，就应该让他们接受一家四口的生活，适应有彼此的生活。二宝夜里哭闹，可以告诉大宝，弟弟还小，夜里需要照顾，他小的时候也是这样过来的，大宝头几天可能会不适应，但很快就会调整过来。而且，有大宝以后，二宝的生物节奏特别容易形成，因为大宝从外面回来后，说话、玩，二宝会被吵醒，他慢慢就知道白天是活动的时候，晚上是睡觉的时候，所以二宝被大宝吵醒其实不是坏事。不管是大宝和二宝，都要互相适应，互相接受对方的存在。

虽然两个孩子有可能互相传染而生病，但这也是四口之家不能回避的现实，而且人不可能不生病，免疫系统就是在生病当中逐渐成熟起来的，一定不要为此而刻意把两个孩子人为地分开。

二宝的囟门为什么比大宝闭合得晚

Q：我家大宝小时候，囟门18个月就已经闭合了，可是现在二宝已经19个月了，囟门还没有闭合，是不是不正常啊？

A：每个孩子都是一个独立的、独特的个体，二宝不是又一个大宝，不是大宝的复制品。所以，父母不必事事都和大宝对比，二宝的囟门闭合时间虽然比大宝晚，但只要是在正常的闭合时间范围内，就不用担心，这样的比较也没必要。

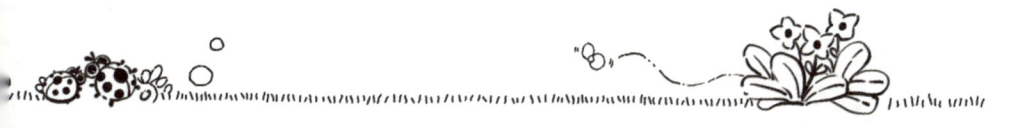

当然了，在护理二宝的时候，可以借鉴护理大宝时的经验。比如，大宝小时候生病时家长是如何护理的，二宝如果生病了，就有了护理经验，不再手忙脚乱。但大宝小时候没有遇到的问题，不等于二宝也一定不会遇到，所以父母仍然要有面对新问题的思想准备。

二宝不爱洗澡怎么办

Q：我们大宝小的时候可爱洗澡了，一洗澡就高兴地直扑腾，还不愿意出来。可是二宝就不一样了，见到水就尖叫，不愿意下水，怎么办？

A：很简单，让大宝来做表率，大宝洗澡的时候让二宝看，二宝就会去模仿。一般情况下，大宝的行为是好的，二宝出现问题的机会就会减少，因为小孩子天生就喜欢模仿大孩子，只要大宝养成好习惯，二宝自然地就模仿大宝去做，都不用家长刻意去教他。所以，家庭养育中，大宝永远要作为最主要的关注对象。关注大宝多了，等于同时也在关注二宝。如果父母把重心放在二宝身上，不仅大宝那儿会出问题，而且二宝也会跟着出问题。

二宝特别喜欢追着大宝看

Q：二宝1个多月，每次大宝回家，就会跑去看二宝。有趣的是，二宝好像特别喜欢大宝，大宝一趴过来，小脸跟二宝凑得特别近时，还挤眉弄眼做怪相，二宝的眼睛就瞪得大大的，看着大宝。这样好吗？

A：大宝的脸部表情丰富，并且凑得近正好满足了二宝对人脸的兴趣。大宝坐不住，喜欢在二宝身边跑来跑去，二宝会追着大宝看，可以锻炼他的目光追踪能力。比起老人抱孩子，一动不动，或者很少动的情况，活泼的大宝跟二宝说话，跟二宝做鬼脸，逗二宝玩，这些看似闹腾的事儿，可能会促进二宝的目光追踪、俯卧抬头、翻身等能力的发展。

大宝是个小话痨

Q：大宝喜欢跟二宝说话，每天从幼儿园回来，也不看二宝是不是睡着了，就大声嚷嚷。有时候还跟二宝脸挨着脸，咿咿呀呀地说话，唱着有点五音不全的儿歌，两个人有时还咯咯笑呢！二宝明明才两个半月，啥也听不懂呀！

A：让大宝跟二宝多交流、玩耍，对二宝的语言发展特别有好处，甚至这种真实的互动比早教故事机、图书卡片等效果都好。大宝给二宝的刺激都是真实的刺激。即使是大声嚷嚷，也是在给二宝的感知觉发展提供真实的学习环境呢。大宝说话、唱歌、讲故事，跟二宝咿咿呀呀说话，这些都给二宝的语言发展提供了丰富有效的刺激，能够促进二宝的语言交流能力的发展。

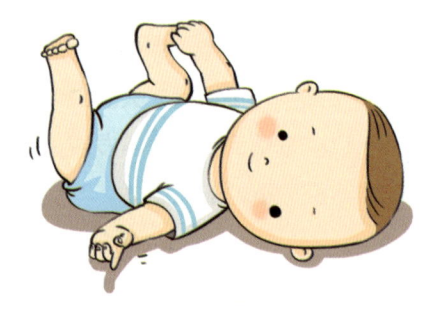

后记

2013年,《父母必读》杂志及父母必读养育科学研究院共同推出"推动自然养育人物"的评选,旨在倡导尊重儿童成长的规律,倡导回归健康自然的养育方式。

那一年,一位医生当之无愧地成为了年度人物。入选理由为:坚持不懈地做医学科普宣传,做儿童健康的坚定守护者,让孩子少吃药、少用抗生素,相信自身免疫力,让无数父母减少了对疾病的恐惧……用信念与勇气、实践与坚持,抚慰着这个时代的育儿焦虑,引领自然育儿风尚。

这位医生是崔玉涛。从2002年,在《父母必读》杂志开设"崔玉涛大夫诊室"栏目起,我们便共同致力于一件事情——儿童健康科普传播。一晃十几年已过,虽然今天传播的介质不断发生着变化,初心却不曾改变。

继"崔玉涛大夫诊室"栏目十年磨一剑的大成之作《崔玉涛:宝贝健康公开课》后,再度碰撞出新的火花——"崔玉涛谈自然养育"。这套书充分体现着一位优秀儿科医生一贯倡导的理念与思维方式:尊重儿童成长的规律,运用科学+艺术的方式让儿童获得身心的健康。

同时,作为彼此理念高度一致、相互信赖的伙伴,在崔玉涛医生的邀请下,《父母必读》杂志、父母必读养育科学研究院为这套丛书注入了一些儿童心理与社会学视角,希望全角度地帮助家长读懂成长中的孩子。

科学+艺术,生理+心理,自然+个性,有温度有方法,真心希望这套图书能够帮助更多的年轻父母穿越育儿焦虑的困境,回归自然的养育方式,充分享受为人父母的旅程。

特别感谢由覃静、柳佳、严芳等组成的编辑团队对本套图书的付出与贡献。

恽梅
《父母必读》杂志主编

父母必读 养育系列丛书

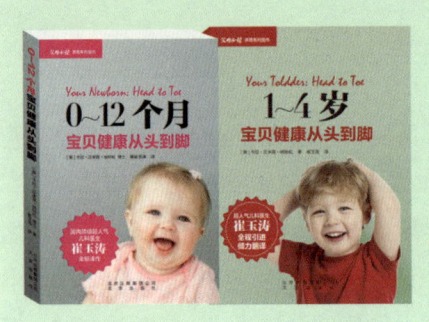

《0~12个月宝贝健康从头到脚》
《1~4岁宝贝健康从头到脚》
超人气儿科医生崔玉涛
全程引进倾力翻译

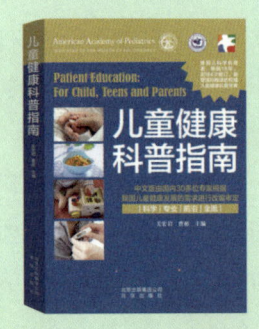

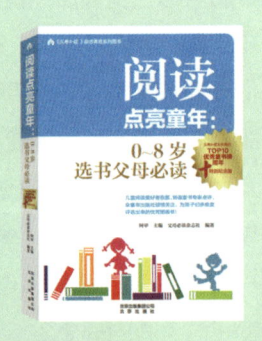

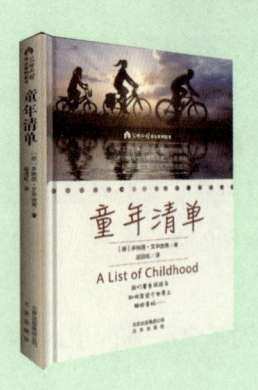

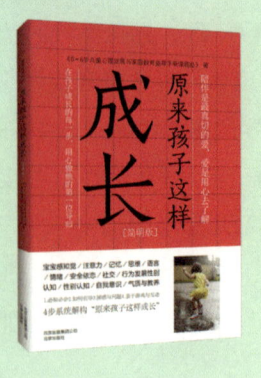

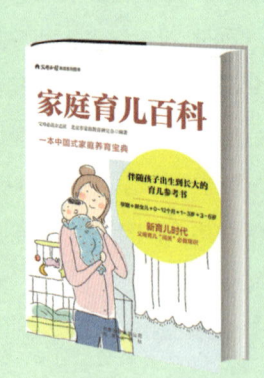

扫一扫，立刻购买